Nutrição e dietética básica

Dados Internacionais de Catalogação na Publicação (CIP)
(Simone M. P. Vieira – CRB 8ª/4771)

Pucci, Vivien Giarola.
    Nutrição e dietética básica / Vivien Giarola Pucci, Bárbara Nieri. São Paulo : Editora Senac São Paulo, 2023.

    Bibliografia.
    ISBN 978-85-396-4079-9 (Impresso/2023)
    e-ISBN 978-85-396-4080-5 (ePub/2023)
    e-ISBN 978-85-396-4081-2 (PDF/2023)

    1. Nutrição   2. Nutrição : Saúde pública   3. Nutrição : Alimentação saudável 4. Nutrição clínica 5. Técnica dietética: Serviços de alimentação 6. Nutrição: Indústria de alimentos I. Nieri, Bárbara. II. Título.

23-1872s   CDD – 613.2
                                                          BISAC HEA017000
                                                                    HEA048000

Índice para catálogo sistemático:
1. Nutrição e dietética   613.2

Vivien Giarola Pucci
Bárbara Nieri

Nutrição e dietética básica

Editora Senac São Paulo – São Paulo – 2023

Administração Regional do Senac no Estado de São Paulo
Presidente do Conselho Regional: Abram Szajman
Diretor do Departamento Regional: Luiz Francisco de A. Salgado
Superintendente Universitário e de Desenvolvimento: Luiz Carlos Dourado

Editora Senac São Paulo
Conselho Editorial: Luiz Francisco de A. Salgado
Luiz Carlos Dourado
Darcio Sayad Maia
Lucila Mara Sbrana Sciotti
Luís Américo Tousi Botelho

Gerente/Publisher: Luís Américo Tousi Botelho
Coordenação Editorial: Verônica Pirani de Oliveira
Prospecção: Andreza Fernandes dos Passos de Paula, Dolores Crisci Manzano, Paloma Marques Santos
Administrativo: Marina P. Alves
Comercial: Aldair Novais Pereira
Comunicação e Eventos: Tania Mayumi Doyama Natal

Edição: Eloiza Mendes Lopes
Preparação de Texto: Bianca da Silva Rocha e Eloiza Mendes Lopes
Coordenação de Revisão de Texto: Marcelo Nardeli
Revisão de Texto: Juliana Ramos Gonçalves
Coordenação de Arte: Antonio Carlos De Angelis
Projeto Gráfico, Editoração Eletrônica e Capa: Manuela Ribeiro
Ilustração da capa: AdobeStock
Impressão e Acabamento: Gráfica CS

Proibida a reprodução sem autorização expressa.
Todos os direitos desta edição reservados à

Editora Senac São Paulo
Av. Engenheiro Eusébio Stevaux, 823 – Prédio Editora
Jurubatuba – CEP 04696-000 – São Paulo – SP
Tel. (11) 2187-4450
editora@sp.senac.br
https://www.editorasenacsp.com.br/

© Editora Senac São Paulo, 2023

Sumário

Nota do editor, 7

capítulo 1
O técnico em nutrição e dietética, 9

Áreas de atuação e atribuições do técnico em nutrição e dietética, 9

Código de Ética, 13

Redes sociais, 14

Referências, 16

capítulo 2
Nutrição e saúde pública, 17

Introdução à saúde pública, 17

Nutrição na saúde pública, 19

Epidemiologia no Brasil, 20

Epidemiologia nutricional, 21

Programas de nutrição e alimentação na saúde pública, 22

O nutricionista e o técnico em nutrição e dietética no SUS, 26

História da educação alimentar e nutricional, 27

Educação alimentar e nutricional atualmente, 32

Referências, 36

capítulo 3

Nutrição e alimentação saudável, 39

Princípios da nutrição humana, 39

Macronutrientes, 40

A água, 42

A fibra alimentar, 43

Os micronutrientes, 43

Necessidades e recomendações nutricionais, 54

Nutrição nos ciclos da vida, 56

Avaliação nutricional, 70

Referências, 85

capítulo 4

Nutrição clínica, 89

Introdução à fisiopatologia e à dietoterapia, 89

Vias de administração, 90

Nutrição oral, 91

Nutrição enteral, 96

Nutrição parenteral, 102

Obesidade e cirurgia bariátrica, 104

Dislipidemias, 115

Hipertensão arterial sistêmica, 121

Síndrome metabólica, 123

Doenças cardiovasculares, 125

Diabetes mellitus, 134

Doença pulmonar obstrutiva crônica, 143

Câncer, 146

Doença renal crônica, 152

Doenças do sistema digestório, 159

Doenças críticas ou do estresse metabólico, 210

Referências, 218

capítulo 5

Serviços de alimentação e dietética, 225

Técnica dietética, 225

Serviços de alimentação, 241

Referências, 246

capítulo 6

Indústria de alimentos, 249

Introdução sobre a indústria de alimentos, 249

Tecnologia de alimentos, 250

Desenvolvimento de produtos alimentícios, 252

Etapas da produção, 252

Cozinha experimental, 254

Análise sensorial de alimentos e bebidas, 255

Marketing na indústria de alimentos, 256

Referências, 257

Nota do editor

As possibilidades de atuação do nutricionista e do técnico em nutrição e dietética são bastante diversificadas: eles orientam as pessoas a se alimentarem de maneira saudável, considerando diferentes ciclos de vida e patologias, indicam os melhores modos de preparo e de conservação de alimentos, participam da criação de ações voltadas à educação nutricional, entre outras funções, cujas especificidades e responsabilidades variam conforme a profissão.

Para atuar nessas diversas frentes, nutricionistas e técnicos precisam conhecer bem o corpo humano, as patologias, a área em que vão atuar, os alimentos e as técnicas que podem empregar. Todos esses tópicos estão abordados em *Nutrição e dietética básica*.

Com este lançamento, o Senac São Paulo colabora para o desenvolvimento de estudantes e profissionais de nutrição e dietética, confirmando seu permanente compromisso com a educação.

capítulo 1

O técnico em nutrição e dietética

Áreas de atuação e atribuições do técnico em nutrição e dietética

O técnico em nutrição e dietética (TND), ao se formar e para atuar no mercado de trabalho, deve obrigatoriamente fazer sua inscrição no Conselho Regional de Nutricionistas (CRN). A Resolução do Conselho Federal de Nutricionistas (CFN) nº 604/2018 (CFN, 2018a) dispõe sobre a inscrição e a fiscalização profissional do TND. Até o momento, não existe lei que regulamente essa profissão.

Uma vez formado e com o registro do CRN em mãos, o TND pode atuar em quatro áreas: nutrição em alimentação coletiva; nutrição clínica; nutrição em saúde coletiva; e nutrição na cadeia de produção, na indústria e no comércio de alimentos. A Resolução CFN nº 605/2018 (CFN, 2018b) dispõe sobre as atribuições e as áreas de atuação profissional do TND.

O TND da área de nutrição em alimentação coletiva poderá trabalhar em serviços de alimentação coletiva, hotéis, hospitais, clínicas, spas, instituições de longa permanência para idosos (ILPIs), alimentação escolar, restaurantes comerciais, bufês de eventos e em serviço ambulante de alimentação.

Em uma unidade de alimentação e nutrição (UAN), algumas das atividades colaborativas e de coparticipação que o técnico poderá desenvolver são: elaborar cardápio e checar sua execução; desenvolver o Manual de Boas Práticas e o Procedimento Operacional Padrão (POP) e verificar suas aplicações; realizar relatórios técnicos de não conformidades; participar das atividades de logística de compras e seleção de fornecedores e da origem de alimentos; assessorar as atividades de recebimento, armazenamento, pré-preparo e preparo de alimentos, porcionamento, distribuição e transporte de refeições; coordenar as atividades de higienização de alimentos, utensílios, equipamentos e ambientes, bem como verificar o asseio pessoal de colaboradores; instruir sobre a utilização correta de uniformes e de equipamentos de proteção individual (EPIs); e colaborar na elaboração de ações de educação alimentar e nutricional (EAN) para a população servida.

O TND da área de nutrição clínica poderá trabalhar em locais como hospitais, clínicas em geral, spas clínicos, ILPIs, ambulatórios, lactários e centrais de terapia nutricional, desenvolvendo atividades como: coletar informações para atualização de planilha ou mapa de alimentação do Serviço de Nutrição e Dietética, bem como dados relativos à aceitação da dieta; coparticipar das atividades de triagem nutricional e antropometria para auxiliar a avaliação nutricional a ser executada pelo nutricionista; participar e acompanhar o porcionamento, a apresentação, o transporte e a distribuição das dietas, bem como o envase e o transporte de fórmulas; e desenvolver relatórios sobre o tipo e a quantidade de refeições.

Na área de nutrição em saúde coletiva, o TND poderá desempenhar funções em políticas e programas institucionais – como o Programa Nacional de Alimentação Escolar (PNAE) –, na vigilância em saúde e na fiscalização do exercício profissional.

Dentro do PNAE, o técnico poderá desenvolver atividades como: realizar a antropometria, importante indicador para a avaliação nutricional executada pelo nutricionista; verificar a implementação do cardápio desenvolvido pelo nutricionista; coparticipar da criação de preparações culinárias, de fichas técnicas de preparações, do Manual de Boas Práticas e do POP; identificar estudantes com necessidades nutricionais específicas; e colaborar nas ações de educação alimentar e nutricional.

Nos demais programas institucionais, o TND poderá fazer entrevistas; aplicar questionários relacionados a dados socioeconômicos, culturais, nutricionais e de saúde; e ajudar o nutricionista na tabulação dos dados e na organização e integração das diversas políticas e programas de alimentação e nutrição, entre outras atividades.

Na vigilância sanitária, o TND poderá integrar comissões técnicas com vistas à regulamentação de alimentos, produtos e serviços de interesse à saúde e coparticipar das equipes de fiscalização e da reciclagem de profissionais da área. Já na vigilância epidemiológica, o TND poderá participar da execução de inquéritos e estudos epidemiológicos e da coleta e organização de dados estatísticos. Na fiscalização do exercício profissional, o TND também poderá trabalhar nos Conselhos Regionais de Nutricionistas.

Na área de nutrição na cadeia de produção, na indústria e no comércio de alimentos, o TND poderá atuar em: agroindústria de alimentos; açougues e similares; sorveterias; lojas de conveniência; *delicatessens*; hortifrutigranjeiros; mercados e similares; padarias e confeitarias; e comércio de laticínios, de produtos naturais ou dietéticos e de comidas congeladas.

Na subárea de cadeia de produção de alimentos, dentro do segmento de extensão rural e produção, o TND poderá atuar orientando os produtores no que se refere a higienização, acondicionamento e transporte, visando à diminuição de perdas de alimentos e à preservação de suas características nutricionais. O profissional também poderá orientar sobre a relevância da variação na produção de alimentos, objetivando uma alimentação equilibrada, dentro de equipes multidisciplinares. O TND participará também da estruturação, da realização e do seguimento dos programas de extensão.

Ainda dentro da mesma subárea, o TND acompanhará as famílias rurais, orientando-as no que tange aos projetos desenvolvidos, especialmente em relação à produção orgânica/agroecológica, levando a melhorias na qualidade de vida. Ele poderá também auxiliar na elaboração, no acompanhamento, na execução e na avaliação de projetos dentro das áreas de alimentação e saúde designados às famílias e às comunidades. Por fim, contribuirá no desenvolvimento de projetos que valorizem e enalteçam a cultura alimentar e a culinária local.

No que se refere à subárea da indústria, o TND poderá acompanhar e supervisionar atividades como: escolha de fornecedores e da origem e procedência de alimentos; e programação e planejamento de compras.

Compete ao TND atuante na indústria: acompanhar a higienização de utensílios, equipamentos e ambientes, além de verificar o asseio pessoal de colaboradores; conduzir e supervisionar o uso de uniformes e equipamentos de proteção individual adequados para cada atividade; colaborar na execução dos programas de atualização e aprimoramento de colaboradores; auxiliar as equipes de desenvolvimento de produtos; contribuir na elaboração do Manual de Boas Práticas e do POP; cooperar no desenvolvimento de receitas e testes de produtos, fichas técnicas, avaliações organolépticas e rotulagem, dentro de cozinha experimental; acompanhar as atividades de orientação ao consumidor; auxiliar na elaboração de material técnico-científico e material educativo destinados a orientar sobre o uso dos produtos alimentícios; ajudar nas demonstrações técnicas dos produtos alimentícios; contribuir na supervisão de programas de manutenção preventiva e periódica de conservação e funcionamento dos equipamentos; monitorar e registrar atividades referentes ao controle de qualidade durante a cadeia produtiva; e documentar as atividades previstas no Programa de Controle Médico de Saúde Ocupacional (PCMSO) dos colaboradores, seguindo as normas vigentes.

Na subárea de comércio de produtos alimentícios e de alimentos, o TND poderá: participar da escolha de fornecedores e da origem e procedência de alimentos, bem como da programação e do planejamento de compras; envolver-se em treinamentos para a equipe de comercialização; cooperar nos serviços de atendimento ao consumidor; auxiliar na elaboração e na implantação do Manual de Boas Práticas e dos POPs; participar da elaboração de relatórios técnicos de não conformidades; registrar as atividades de controle de qualidade; ajudar na higienização, na organização, na manutenção e na adequada utilização dos utensílios e dos equipamentos; auxiliar o desenvolvimento de ações de educação alimentar e nutricional para a população atendida; e prestar auxílio na elaboração de material técnico-científico e material educativo referentes ao uso dos produtos alimentícios.

Código de Ética

O Código de Ética Profissional dos Técnicos em Nutrição e Dietética – disposto na Resolução CFN nº 333/2004 (CFN, 2004), alterada pela Resolução CFN nº 389/2006 –, apresenta em seu capítulo 2, artigo 5º, referente ao exercício profissional, quais são os deveres do TND:

I. Cumprir os preceitos éticos contidos neste Código de Ética;

II. Declarar sempre, no exercício da profissão, além da assinatura, o título, o número de seu registro profissional e a referência ao Conselho Regional de Nutricionistas que conferiu a inscrição;

III. Assumir responsabilidade somente por atividades que lhe competem pelas características de seu histórico escolar, considerados, em cada caso, os conteúdos das disciplinas que contribuem para sua formação profissional, respeitados como limites máximos as atribuições que lhe forem deferidas no registro profissional concedido pelo Conselho Regional de Nutricionistas;

IV. Divulgar e propagar os conhecimentos básicos de Alimentação e Nutrição, prestando esclarecimentos com finalidade educativa e de interesse social, segundo recomendações do nutricionista;

V. Prestar serviços profissionais, sem finalidades lucrativas, em situações de calamidade, de emergência pública e de relevante interesse social;

VI. Atualizar e ampliar seus conhecimentos técnicos, visando o bem público e a efetiva prestação de serviço à comunidade;

VII. Atender com civilidade os representantes dos Conselhos Federal e Regionais de Nutricionistas, quando no exercício de suas funções, fornecendo as informações e dados solicitados;

VIII. Dar ciência, ao CRN de sua jurisdição, de atos atentatórios a qualquer dos dispositivos deste Código. (CFN, 2004)

São direitos do TND:

I. A garantia e defesa de suas atribuições e prerrogativas, conforme estabelecido em normas próprias e específicas e nos princípios inscritos neste Código;

II. O desagravo público por ofensa que atinja a sua honra profissional;

III. Opinar em assuntos básicos de Alimentação e Nutrição, desde que compatíveis com sua formação escolar;

IV. Prestar serviços profissionais, gratuitamente, a instituições de reconhecida benemerência social, respeitadas as normas de regulamentação da profissão e ocupação. (CFN, 2004)

Redes sociais

Com o crescimento das redes sociais e do interesse por alimentação e nutrição, nutricionistas e TNDs são os profissionais mais indicados para transmitir esse tipo de conteúdo de maneira clara e confiável. Entretanto, de acordo com o Boletim Técnico CRN-3 nº 01/2016 (CRN-3, 2016), alguns pontos devem ser analisados.

O TND que estiver presente em redes sociais e utilizar o mesmo perfil com fins pessoais e profissionais deve prestar atenção ao conteúdo compartilhado e postado, tanto o texto quanto as fotografias, pois estes podem gerar dúvidas e diminuir a confiabilidade das informações. O profissional deve levar em conta que empresas recrutadoras podem observar seu perfil antes de contratá-lo; assim, deve tomar o devido cuidado com relação à linguagem, evitando gírias ou expressões usadas somente na internet.

Outro ponto importante é a qualidade da informação. Se os assuntos veiculados forem relacionados à ciência da nutrição, o TND deve adequar o tema, a linguagem e a estratégia de divulgação ao público-alvo desejado. Ter embasamento científico distingue um profissional de pessoas leigas e do senso comum, portanto deve-se oferecer informações pautadas em ciência, sempre buscando se afastar de terrorismo nutricional ou de extremos. A ciência deve ser compartilhada de modo que seja entendida adequadamente pelo público. Além disso, o TND deve tomar o cuidado de não difamar a profissão ao curtir ou compartilhar publicações inadequadas.

É direito do nutricionista e do TND estarem ativos em meios de comunicação, tanto com perfil pessoal quanto com perfil profissional, mas sempre levando em conta que são educadores dentro da sociedade, tendo responsabilidade, respeito e ética profissional. O olhar do TND deve ser sempre voltado à promoção da saúde, e não ao sensacionalismo ou à autopromoção, considerando somente a atração de clientes. Nesse sentido, é desaconselhada a utilização de imagens corporais, seja de clientes ou de si próprio, referenciando sucesso ou visando à autopromoção. Fotos com antes e depois, prometendo resultados semelhantes, também são fortemente desaconselhadas.

É vedado também ao TND publicizar alimentos específicos para perda de peso ou ganho de massa muscular, rotulando-os como bons ou ruins. O profissional não deve exaltar um determinado alimento "da moda", mas valorizar a cultura regional, mostrando outros alimentos que também podem ser consumidos.

O Código de Ética do Nutricionista ainda veda a preferência ou a divulgação, em qualquer veículo de mídia, de empresas ou marcas de produtos ligadas às atividades de alimentação e nutrição. Isto é, a imagem do profissional não deve estar vinculada a marcas, produtos ou serviços.

O nutricionista e o TND devem sempre priorizar a classe, para que ela cresça e ganhe força. Para tanto, o bom relacionamento com colegas de profissão deve existir, respeitando-se o Código de Ética e diferentes etnias, gêneros, opiniões, idades, imagens corporais e religiões. Nesse sentido, o TND também não deve obter benefício próprio depreciando um profissional da mesma área.

O Conselho Regional de Nutricionistas – 3ª Região (CRN-3) é o órgão competente em caso de esclarecimentos de dúvidas e direcionamento de denúncias a profissionais, leigos e pessoas jurídicas referentes aos estados de São Paulo e Mato Grosso do Sul.

O TND, assim como o nutricionista, está sujeito a fiscalização por parte dos Conselhos Regionais e Federal de Nutricionistas. Caso cometa alguma infração que esteja em desacordo com a profissão e com o Código de Ética, ficará sujeito a investigação, e poderá ser instaurado um processo disciplinar, de acordo com a Resolução CFN nº 321/2003 (CFN, 2003).

Referências

CONSELHO FEDERAL DE NUTRICIONISTAS (CFN). **Resolução CFN nº 321, de 02 de dezembro de 2003**. Institui Código de Processamento Disciplinar para o Nutricionista e o Técnico da Área de Alimentação e Nutrição e dá outras providências. Brasília, DF, 2003.

CONSELHO FEDERAL DE NUTRICIONISTAS (CFN). **Resolução CFN nº 333, de 03 de fevereiro de 2004**. Dispõe sobre o Código de Ética Profissional dos Técnicos em Nutrição e Dietética e dá outras providências. Brasília, DF, 2004.

CONSELHO FEDERAL DE NUTRICIONISTAS (CFN). **Resolução CFN nº 604, de 22 de abril de 2018**. Dispõe sobre a inscrição e a fiscalização profissional de Técnicos em Nutrição e Dietética (TND) nos Conselhos Regionais de Nutricionistas (CRN) e dá outras providências. Brasília, DF, 2018a.

CONSELHO FEDERAL DE NUTRICIONISTAS (CFN). **Resolução CFN nº 605, de 22 de abril de 2018**. Dispõe sobre as áreas de atuação profissional e as atribuições do Técnico em Nutrição e Dietética (TND), e dá outras providências. Brasília, DF, 2018b.

CONSELHO REGIONAL DE NUTRICIONISTAS – 3ª REGIÃO (CRN-3). **Boletim Técnico CRN-3 nº 01/2016**. Comportamento nas mídias sociais. São Paulo, 2016.

capítulo 2

Nutrição e saúde pública

Introdução à saúde pública

A partir da Segunda Revolução Industrial, iniciada na segunda metade do século XIX, a saúde pela primeira vez entrou na pauta das ações políticas. Alguns movimentos sociais na Europa apontavam a relação direta entre as condições de saúde e o modo de vida das populações. A higiene, portanto, passou a ser considerada algo importante, sobretudo pelas descobertas de Louis Pasteur e Robert Koch, eminentes cientistas que revolucionaram a microbiologia com a sua teoria do germe. Esses pesquisadores inovaram a ciência correlacionando doença com um germe específico, e este, por sua vez, com uma imunidade ou vacina.

No início do século XX, foram iniciadas as primeiras políticas de saúde pública. Os conceitos de medicina integrativa e preventivista, segundo os quais existe uma história natural da doença antes de um diagnóstico ou quadro clínico, ficaram cada vez mais fortes. Nesses modelos, foram classificados os níveis de prevenção primário, secundário e terciário, que são utilizados até os dias atuais.

No período antes da doença, ou nível primário, destaca-se a promoção da saúde, ou seja, boas condições de vida, alimentação, atividade física, descanso, educação e proteção específica contra doenças. No nível de prevenção secundário, ou estágio da doença, o diagnóstico clínico e o tratamento adequado são fundamentais. Já na etapa terciária, o principal é impedir a morte, buscando-se o pronto restabelecimento da saúde.

Durante a Era Vargas (1930-1945), o Estado de bem-estar social começou a ser implementado no Brasil, com a consolidação das leis trabalhistas e com o objetivo de garantir os direitos dos cidadãos à educação, à saúde e à segurança. Principalmente na segunda metade do século XX, com o crescimento da industrialização no país, tornou-se evidente a necessidade de relacionar as condições de vida e saúde da população com a produtividade no trabalho, por conta de seus impactos na economia e no Estado, surgindo assim o sistema previdenciário.

Em setembro de 1978, foi realizada a primeira Conferência Internacional sobre Cuidados Primários de Saúde, organizada pela Organização Mundial da Saúde (OMS) em Almati, a então capital do Cazaquistão. Essa reunião destacou a importância da promoção da saúde como estratégia fundamental na atenção primária à saúde, representando o ponto de partida para outras iniciativas surgidas posteriormente, como a Carta de Ottawa, em 1986, elaborada na conferência do Canadá.

Nesse mesmo ano, o Brasil iniciou a reforma sanitária, que mais tarde deu origem ao Sistema Único de Saúde (SUS). Ficou estabelecido, com a Constituição Federal de 1988 (BRASIL, 1988), que a saúde é um direito de todos e um dever do Estado. Em 1990, foi assinada a Lei Orgânica da Saúde (LOS), Lei nº 8.080/1990 (BRASIL, 1990), que dispõe sobre as condições para a promoção, a proteção e a recuperação da saúde, bem como sobre a organização e o funcionamento dos serviços correspondentes, instituindo o Sistema Único de Saúde (SUS), um dos maiores e mais heterogêneos sistemas de saúde pública do mundo.

Nutrição na saúde pública

A nutrição na saúde pública tem destaque pela primeira vez durante a Primeira Guerra Mundial (1914-1918). A escassez de alimentos, a fome e a desnutrição ocasionadas pela guerra levaram os Estados Unidos a fundarem, em 1917, a American Diet Association e a criarem a profissão de dietista com o intuito de promover a saúde por meio de programas de educação alimentar.

No Brasil, em 1927, o professor Geraldo de Paula Souza fundou o Departamento de Nutrição da Faculdade de Saúde Pública da Universidade de São Paulo (USP). Em 1939, por um pedido de Paula Souza ao Governo do Estado de São Paulo, foram criados o Centro de Estudos sobre Alimentação e, logo depois, o curso de formação de nutricionistas.

Em 1946, foi criado o Serviço Social da Indústria (Sesi) por empresários paulistas, o qual oferece ao trabalhador serviços como educação e saúde; pela primeira vez, houve a distribuição de refeições no local de trabalho.

O termo "nutricionista" foi usado pela primeira vez por Mary Swartz Rose, dietista e professora da Universidade Columbia. As pesquisas e os cursos em nutrição e alimentação cresceram principalmente na época da Segunda Guerra Mundial, e a profissão foi regulamentada em 1967.

Até o final da década de 1980, os estudos e programas eram voltados para a desnutrição infantil e as doenças nutricionais causadas por uma alimentação deficiente e muitas vezes insuficiente. Entre essas doenças, destacam-se a hipovitaminose A, o bócio e a desnutrição energético-proteica.

A partir dos anos 1990, ocorreu um aumento na prevalência de doenças crônicas não transmissíveis (DCNT), como hipertensão arterial, diabetes, doenças cardiovasculares e câncer. As mudanças das doenças acompanharam um período de transição nutricional, com o crescimento da obesidade, supostamente por conta dos avanços tecnológicos na indústria alimentícia, de uma maior oferta de alimentos ultraprocessados e de uma alimentação rica em gorduras e açúcar e insuficiente em alimentos integrais e fibras.

Desde o início dos anos 2000, a nutrição na saúde pública vem ganhando destaque nas políticas públicas de alimentação e nutrição. Para garantir o direito humano à alimentação adequada e à segurança alimentar e nutricional, tornou-se fundamental diversificar estratégias de prevenção e promoção da saúde, uma vez que a insegurança alimentar acontece tanto pela falta de alimentos quanto pela má qualidade da alimentação.

Epidemiologia no Brasil

A epidemiologia, disciplina básica dentro da saúde pública, estuda e analisa estatisticamente a relação entre saúde e doença de uma determinada população, além de quantificar a semiologia (como avaliar sinais e sintomas). Ela vem contribuindo ao longo dos anos para melhorias nas políticas públicas, nas estratégias de prevenção e na promoção da saúde.

A epidemiologia no Brasil se iniciou , no começo do século XX, por causa da necessidade de estudar as doenças tropicais, como a febre amarela, a peste bubônica e a varíola, que afetavam diretamente o comércio nas cidades portuárias. Outra doença, a malária, também crescia de maneira descontrolada no interior de São Paulo. Os médicos Oswaldo Cruz e Carlos Chagas, também no início do século XX, tiveram papel fundamental na melhoria das condições sanitárias brasileiras e no estudo e controle dessas doenças.

Com as bem-sucedidas campanhas de erradicação da varíola na década de 1960 e da poliomielite na década de 1970, iniciou-se um sistema de notificação semanal sobre doenças, sob a coordenação das Secretarias Estaduais de Saúde. Em 1975, na 5ª Conferência Nacional de Saúde, foi instituído o Sistema Nacional de Vigilância Epidemiológica (SNVE), com o objetivo de unificar as estratégias de intervenção desenvolvidas para controlar doenças específicas, por meio de programas nacionais.

Após a década de 1970, a epidemiologia começou a investigar o aumento das doenças crônicas não transmissíveis, principalmente as doenças cardiovasculares e o câncer. Nos dias atuais, a epidemiologia é utilizada para:

- Avaliar as condições de saúde de uma população.
- Organizar programas ou serviços de saúde.
- Averiguar causas, definir e classificar doenças.
- Definir riscos e prognósticos de uma população ou doença.
- Avaliar pesquisas científicas.

Epidemiologia nutricional

A relação entre a deficiência de nutrientes e o aparecimento de doenças carenciais foi o início da epidemiologia nutricional. Sua prática estima sinais, sintomas e fatores das disfunções nutricionais que são importantes para as políticas públicas de prevenção e controle.

Os primeiros estudos surgidos foram aqueles relacionados a escorbuto (doença causada por deficiência de vitamina C), beribéri (doença causada por deficiência de tiamina ou vitamina B_1) e pelagra (doença causada por deficiência de niacina ou vitamina B_3). Muitas dessas doenças, estudadas há duzentos anos, ainda geravam dúvidas se ocorriam por conta de carências nutricionais ou se eram infectocontagiosas. Mais especificamente, as relações entre deficiências nutricionais e doenças foram os principais assuntos dos estudos epidemiológicos até a década de 1980.

Na década de 1990, com a transição nutricional, uma transformação epidemiológica também aconteceu, e surgiu a necessidade de investigar os efeitos da alimentação e a ocorrência de doenças crônicas não transmissíveis. O excesso de peso foi um dos primeiros indicadores identificados na incidência de DCNT e no aumento da mortalidade. O desenvolvimento da indústria alimentícia, as facilidades da modernização e a urbanização das grandes cidades também favoreceram o processo de transição epidemiológica.

Programas de nutrição e alimentação na saúde pública

Para que se assegure uma alimentação adequada e saudável para a população brasileira, diversos setores do governo vêm se movimentando junto a organizações e movimentos civis que nem sempre, porém, têm os mesmos propósitos. Para contextualizarmos e entendermos melhor os programas de saúde pública, devemos viajar por uma linha do tempo que se inicia na década de 1930, na qual o problema da fome entrou para a agenda política do Brasil. Nessa época, o governo focou políticas sociais que tinham como objetivo o enfrentamento da fome, encarada como um problema social, mas havia a visão de que ela era resultado do desconhecimento ou da falta de informação da população.

Esse cenário começa a mudar quando é levantada uma discussão sobre o binômio alimentação-renda, demandando assim a revisão das políticas públicas de alimentação e nutrição no Brasil. Passou-se a considerar, também, o poder aquisitivo da população, e não somente o desconhecimento, como obstáculo ao combate à fome no país. Portanto, as ações sociais e coletivas, junto aos estudos sobre orçamento familiar e consumo alimentar, foram determinantes para estabelecer a relação entre a renda e a alimentação. Os resultados desses estudos auxiliaram a estabelecer, em 1936, a política salarial. Julgava-se que o salário mínimo garantiria essencialmente a alimentação, dando suficiente aporte nutricional ao trabalhador.

Em 1940, foi criado o Serviço de Alimentação da Previdência Social (SAPS), um ponto de partida para a política de alimentação e nutrição, mas que foi extinto em 1967. Essa ação era voltada para trabalhadores e visava melhorar o acesso à alimentação com fornecimento de refeições, educação alimentar, formação técnica especializada, venda de alimentos a preço de custo e incentivo à pesquisa.

Em meados da década de 1940, foi necessária a criação de algumas instituições que objetivavam estudar o estado nutricional e os hábitos alimentares do Brasil, entre elas a Comissão Nacional de Alimentação (CNA) (1945-1972), que focou principalmente a desnutrição, elaborando a Política Nacional de Alimentação em conjunto com o governo. Por meio da CNA, nasceu o Programa Nacional de Merenda Escolar (1954), aperfeiçoado para Programa Nacional de Alimentação Escolar, que vigora até os dias de hoje.

Com a extinção da CNA, em 1972, foi fundado o Instituto Nacional de Alimentação e Nutrição (INAN), que desenvolvia ações de alimentação e nutrição voltadas para gestantes, nutrizes, crianças e trabalhadores, ou seja, grupos que apresentavam risco ou carências nutricionais. Entre as ações desenvolvidas, estavam: atividades de apoio, suplementação alimentar, otimização da cadeia de produção e comercialização de alimentos. Desde então, foram desenvolvidos diversos programas voltados para alimentação e nutrição, mas alguns deles se destacam, conforme apresentado no quadro 1.

Quadro 1. Programas de alimentação e nutrição no Brasil

Programas relevantes para a alimentação e a nutrição
Programas de Prevenção e Combate a Carências Nutricionais Específicas
Programa de Suplementação Alimentar (PSA)
Programa Nacional de Incentivo ao Aleitamento Materno (PNIAM)
Programa Nacional do Leite para Crianças Carentes (PNLCC)
Programa de Nutrição em Saúde (PNS)
Programa de Complementação Alimentar (PCA)
Programa de Abastecimento de Alimentos Básicos em Áreas de Baixa Renda (PROAB)
Programa de Racionalização da Produção de Alimentos Básicos (PROCAB)
Programa de Alimentação do Trabalhador (PAT)

Com o objetivo de monitorar, coletar dados e produzir informações sobre o padrão alimentar e o estado nutricional de pessoas atendidas pelo SUS, em todas as fases da vida, foi fundado o Sistema Nacional de Vigilância Alimentar e Nutricional (Sisvan), em 1990. No início dessa década, os programas de alimentação e nutrição do Brasil foram quase todos extintos pelo governo Collor, que manteve apenas o então enfraquecido Programa

Nacional de Alimentação Escolar (PNAE) e a distribuição de alimentos dos estoques públicos em risco de deterioração. Em 1994, foi realizada a 1ª Conferência Nacional de Segurança Alimentar. Esse evento, somado ao engajamento social, resultou no fortalecimento dos temas nutrição e alimentação no Brasil.

O Ministério da Saúde (MS) aprovou, em junho de 1999, a Política Nacional de Alimentação e Nutrição (PNAN), na qual é declarado o compromisso de erradicar os males ligados à pobreza e o difícil acesso à alimentação, priorizando o enfrentamento da desnutrição infantil e materna, bem como do sobrepeso e da obesidade na população adulta.

Para auxiliar a população carente, a partir dos anos 2000, o governo seguiu adotando programas de transferência direta de renda. Um dos mais importantes surgiu no início de 2001: o Projeto Fome Zero, que consistia em um conjunto de propostas para cada grupo populacional enfrentar a fome. As ações compreendiam o aumento da disponibilidade de alimentos com baixo custo e o aumento do acesso a uma alimentação saudável para a população de risco. Em 2004, surge o Programa Bolsa Família (PBF), unificando os programas de transferência de renda do país e priorizando a garantia do acesso das famílias vulneráveis a direitos sociais como saúde, educação e assistência social. Esse programa agrupou ações parecidas que já existiam, o que fortaleceu as ações intersetoriais.

A segurança alimentar e nutricional entra como prioridade na agenda do governo, que reabre o Conselho Nacional de Segurança Alimentar e Nutricional, junto à aprovação da Lei Orgânica de Segurança Alimentar e Nutricional (Losan) em 2006, concebendo o Sistema Nacional de Segurança Alimentar e Nutricional (Sisan). Já em 2010, a inclusão do direito humano à alimentação adequada no artigo 6º da Constituição Federal firma-se como um marco que garante o acesso, tanto físico quanto econômico, à alimentação adequada ou aos meios para sua aquisição.

Nessa fase, diversas ações dentro dos programas e das políticas públicas resultaram em maior renda para a população, aumento na criação de empregos, incentivos à agricultura familiar e aumento na acessibilidade a bens e serviços. Nas ações intersetoriais, a Lei nº 11.947/2009 (BRASIL, 2009) é ressaltada, pois regula a compra dos alimentos do PNAE, que é vinculado à aquisição de alimentos por meio da agricultura familiar.

Em 2010, a partir dessas ações, o Brasil tirou 28 milhões de pessoas da pobreza. Mesmo assim, ainda haveria um dos maiores desafios: o enfrentamento da extrema pobreza presente no país, a qual então consistia em uma renda mensal familiar por pessoa menor que R$ 85,00. Em 2011, nasceu o plano Brasil Sem Miséria (BSM), que priorizava a superação da extrema pobreza.

Uma das estratégias do BSM, em 2012, foi a ação Brasil Carinhoso, que visava à garantia da atenção integral à população infantojuvenil. Dentro dessa mesma ação, foi idealizado o Programa Nacional de Suplementação de Vitamina A, que objetivava a suplementação profilática de vitamina A e a diminuição de complicações ligadas à sua carência. Visando à prevenção de anemia, também foi lançado o Programa Nacional de Suplementação de Ferro (2005), que suplementa profilaticamente com sulfato ferroso crianças de 6 a 24 meses de idade, além de gestantes e mulheres no pós--parto e no pós-aborto.

O BSM foi relevante para o progresso do país, pois retirou milhões de brasileiros da extrema pobreza e incluiu a população no contexto da construção de políticas públicas que visavam à segurança alimentar.

Em 2014, anos após a 1ª Conferência Nacional de Segurança Alimentar, a Organização das Nações Unidas para a Alimentação e a Agricultura (FAO) declarou que o Brasil havia saído do Mapa da Fome[1]. Diversas ações foram tomadas, e, em 2016, foi lançado, pelo Ministério do Desenvolvimento Social, o Programa Criança Feliz, buscando a promoção do desenvolvimento infantil.

---

1 Em 2022, porém, a ONU publicou um relatório afirmando que o Brasil infelizmente voltou a figurar no Mapa da Fome: "a prevalência de insegurança alimentar grave em relação à população total aumentou de 1,9% – 3,9 milhões – entre 2014 e 2016 para 7,3% – 15,4 milhões – entre 2019 e 2021" (ONU BRASIL, 2022).

O nutricionista e o técnico em nutrição e dietética no SUS

A atuação do nutricionista no SUS tem crescido muito nos últimos anos, para além do cenário hospitalar. Na atenção básica, o espaço prioritário de atuação é o Núcleo Ampliado de Saúde da Família (Nasf), em que os nutricionistas, junto aos fisioterapeutas, estão entre as categorias mais frequentes.

Além disso, diversos ambulatórios de especialidades têm incluído nutricionistas no seu rol de profissionais, haja vista a importância do cuidado de pacientes com doenças crônicas. No entanto, é impossível falar do campo de atuação do nutricionista no SUS sem destacar as importantes políticas voltadas à alimentação e à nutrição implementadas nas últimas décadas. A principal delas é a Política Nacional de Alimentação e Nutrição, instituída em 1999.

O nutricionista deverá atuar nos âmbitos familiar e comunitário, planejando, organizando e elaborando protocolos de atendimento e de formação dos profissionais de saúde das Equipes de Saúde da Família. Junto com os profissionais do Nasf e com as Equipes de Saúde da Família, o nutricionista trabalha na gestão das ações de alimentação e nutrição no município, promovendo a saúde.

O TND não pode realizar atividades que sejam restritas ao nutricionista, embora possa exercer ações em saúde coletiva. Em uma Unidade Básica de Saúde (UBS), o TND pode fazer entrevistas, coletar dados nutricionais da população, fazer a pesagem dos pacientes e realizar orientação nutricional. Entretanto, como ainda existem UBSs onde não há nutricionistas, e como o trabalho a ser desenvolvido pelo TND depende da supervisão de um desses profissionais, sua atuação pode ficar limitada.

História da educação alimentar e nutricional

No Brasil, a primeira menção sobre educação alimentar (EA), como era denominada na época, apareceu na *Cartilha de higiene*, publicada em 1922 pelo médico Antonio Ferreira de Almeida Júnior. As primeiras ações em EA aconteceram em São Paulo e no Rio de Janeiro entre 1920 e 1940.

No princípio, as ações de EA eram realizadas por médicos que estavam de alguma forma próximos à administração pública. A EA se consolidou principalmente na Era Vargas, pois exerceu papel importante dentro das políticas públicas de alimentação para combater a desnutrição que atingia o país.

Após a Segunda Guerra Mundial, com o crescimento do investimento de empresas estrangeiras, foi fundado o Serviço Social da Indústria (Sesi) em decorrência do pedido de empresários para estreitar o relacionamento com o governo em relação às requisições dos trabalhadores sobre as condições de trabalho. Desde o princípio, cursos de EA eram oferecidos aos trabalhadores no Sesi.

Esse período ficou caracterizado por priorizar a economia e favorecer a indústria de alimentos. Um exemplo disso foi o incentivo ao uso de fórmulas infantis em detrimento do aleitamento materno. Com a criação do Programa Nacional de Alimentação Escolar, ações voltadas para a EA no ambiente escolar foram iniciadas.

Basicamente, até a década de 1970, as ações de EA eram voltadas para os trabalhadores e escolares. Entretanto, essas ações não abarcavam todo o público-alvo necessário. O Estudo Nacional de Despesa Familiar (Endef), feito pelo Instituto Brasileiro de Geografia e Estatística (IBGE) em 1974, apontou que, por causa da pobreza, a dieta do brasileiro era hipocalórica, ou baixa em calorias.

Nesse período, também foi feita uma mudança de terminologia: o termo "educação alimentar" foi alterado para "educação nutricional", por influência das publicações científicas norte-americanas. O trabalho nesse segmento foi prejudicado nas décadas de 1970 e 1980, pois se acreditava que era irrelevante falar de educação nutricional, uma vez que todos consumiam os mesmos alimentos e as pessoas de baixa renda só comiam em menor quantidade.

Já na década de 1990, com a transição nutricional e o aumento da obesidade e das doenças crônicas não transmissíveis, surgiu a necessidade de intervenções e programas de educação alimentar e nutricional (EAN). O direito à alimentação em quantidade, mas também em qualidade, é garantido na Constituição Federal de 1988 (BRASIL, 1988).

Nos anos 2000, a EAN passou a fazer parte das políticas públicas com o Sistema Nacional de Segurança Alimentar e Nutricional e o início do Plano Nacional de Segurança Alimentar e Nutricional (Plansan). A EAN também passou a ser inserida no ambiente escolar por meio do Programa Nacional de Alimentação Escolar.

Alguns documentos norteiam a EAN no Brasil. São eles:

- *Guia alimentar para a população brasileira* (BRASIL, 2014);
- *Marco de referência de educação alimentar e nutricional para as políticas públicas* (BRASIL, 2012); e
- *Estratégia intersetorial de prevenção e controle da obesidade* (CAISAN, 2014).

Guia alimentar para a população brasileira

A estratégia global preconizada pela OMS orienta os governos a formularem e documentarem periodicamente diretrizes nacionais sobre alimentação e nutrição. O objetivo é designar políticas públicas e desenvolver programas nacionais de alimentação e nutrição. No Brasil, essas diretrizes estão no documento *Guia alimentar para a população brasileira*.

O *Guia alimentar para a população brasileira* está em sua segunda edição. A primeira foi publicada no ano de 2006 e apresentou oficialmente as primeiras diretrizes alimentares para nossa população. Passados alguns anos, a partir das mudanças que afetaram a saúde e a nutrição da população, novas recomendações se fizeram necessárias. Portanto, a segunda edição foi elaborada e, antes de ser publicada (em 2014), passou por consulta pública, durante a qual várias esferas da sociedade debateram sobre o documento e orientaram sua concepção.

Há algumas diferenças entre o guia de 2006 e o de 2014. O primeiro demonstra uma linguagem médico-nutricional dentro das esferas sociais e culturais da alimentação, limitando esse documento à melhoria da qualidade nutricional da alimentação dos brasileiros. Já o documento de 2014 é focado nos tipos de processamento dos alimentos, evidenciando que os alimentos *in natura* ou minimamente processados devem ser a base da alimentação da população.

O guia atual também trata de questões comportamentais ao comer, como: comer em companhia; comer com regularidade e atenção; priorizar alimentos produzidos de maneira sustentável; comer em ambientes apropriados; planejar a alimentação; ser crítico com relação a informações recebidas da mídia; e cozinhar e compartilhar habilidades culinárias com a família. O guia de 2014 aborda os princípios e as recomendações de uma alimentação adequada e saudável especificamente para os brasileiros e é amplamente utilizado como um instrumento de apoio dentro da EAN, no SUS, e também em outros setores.

Visando melhorar a aplicabilidade do guia e aprimorar as orientações nutricionais, no ano de 2021 foi lançada a série *Protocolos de uso do guia alimentar para a população brasileira*, voltada aos profissionais de saúde. Essa série contém cinco fascículos divididos por ciclos da vida, que servem de apoio para que os profissionais possam aplicar os preceitos do guia em consultas individuais, na área clínica. O lançamento tem ocorrido gradualmente, e as edições já disponibilizadas são:

- *Fascículo 1 – Protocolos de uso do guia alimentar para a população brasileira na orientação alimentar: bases teóricas e metodológicas e protocolo para a população adulta* (BRASIL, 2021a); e
- *Fascículo 2 – Protocolo de uso do guia alimentar para a população brasileira na orientação alimentar da pessoa idosa* (BRASIL, 2021b).

Outra ferramenta disponível para todos é o *Guia alimentar para crianças brasileiras menores de 2 anos* (BRASIL, 2019), alinhado ao *Guia alimentar para a população brasileira*, que apresenta orientações e informações para a alimentação das crianças até os 2 anos de idade. O objetivo desse documento é promover a saúde e garantir a segurança alimentar das crianças, para que elas se desenvolvam em todo seu potencial. Todos os documentos citados podem ser acessados por qualquer pessoa e gratuitamente pela internet.

Marco de referência de educação alimentar e nutricional para as políticas públicas

O *Marco de referência de educação alimentar e nutricional para as políticas públicas* foi construído coletivamente por diversos setores da sociedade e tem como objetivo garantir o direito humano à alimentação adequada.

A estruturação desse documento tem como base três pilares:

1. A EAN é um importante parâmetro para prevenir e monitorar os problemas alimentares e nutricionais.
2. A EAN não tem um campo de atuação específico. Intervenções devem ser discutidas, a fim de obter desfechos positivos nos mais diversos segmentos da sociedade.
3. As escolhas alimentares são complexas e motivadas por questões individuais subjetivas, bem como por causas econômicas, sociais

e culturais. O ato de comer deve levar em conta que indivíduos são seres biopsicossociais e que suas escolhas não se dão somente por razões biológicas.

O *Marco de referência de educação alimentar e nutricional para as políticas públicas* conceitua a EAN:

> Educação Alimentar e Nutricional, no contexto da realização do Direito Humano à Alimentação Adequada e da garantia da Segurança Alimentar e Nutricional, é um campo de conhecimento e de prática contínua e permanente, transdisciplinar, intersetorial e multiprofissional que visa promover a prática autônoma e voluntária de hábitos alimentares saudáveis. A prática da EAN deve fazer uso de abordagens e recursos educacionais problematizadores e ativos que favoreçam o diálogo junto a indivíduos e grupos populacionais, considerando todas as fases do curso da vida, etapas do sistema alimentar e as interações e significados que compõem o comportamento alimentar. (BRASIL, 2012, p. 23)

O *Marco de referência de educação alimentar e nutricional para as políticas públicas* afirma que o processo de EAN é contínuo e permanente e busca promover o autocuidado e a autonomia, empoderando os indivíduos e a sociedade em relação à alimentação em todos os ciclos da vida.

Estratégia intersetorial de prevenção e controle da obesidade

O documento *Estratégia intersetorial de prevenção e controle da obesidade* foi publicado em 2014 com o objetivo de "prevenir e controlar a obesidade na população brasileira, por meio de ações intersetoriais, promovendo a alimentação adequada e saudável e a prática de atividade física no ambiente em que vivemos" (CAISAN, 2014, p. 13).

São seis os eixos da *Estratégia intersetorial de prevenção e controle da obesidade*:

1. Disponibilidade e acesso a alimentos adequados e saudáveis.
2. Ações de educação, comunicação e informação.
3. Promoção de modos de vida saudáveis em ambientes específicos.
4. Vigilância alimentar e nutricional.
5. Atenção integral à saúde do indivíduo com sobrepeso ou obesidade na rede de saúde.
6. Regulação e controle da inocuidade de alimentos.

O documento destaca a importância da agricultura familiar nas políticas públicas e no PNAE. Além disso, as intervenções de EAN devem ser estabelecidas de acordo com a junção entre o conhecimento científico, a cultura popular e as qualificações técnicas, em ações organizadas, integradas e interdisciplinares. Ainda é destacada no documento a importância da qualidade nutricional e do acesso aos alimentos básicos e minimamente processados.

Educação alimentar e nutricional atualmente

A educação pode ser definida como um processo de ensino e aprendizagem contínuo que habilita o indivíduo a ter autonomia para desenvolver novas ações, com o objetivo de melhorar o seu próprio bem-estar ou o de outras pessoas. De acordo com a Organização das Nações Unidas para a Educação, a Ciência e a Cultura (UNESCO, 2010), a educação pode ser dividida em quatro pilares:

1. **Aprender a conhecer:** são as cognições, ou seja, o processo de conhecimento que envolve raciocínio e compreensão de um assunto.
2. **Aprender a fazer:** são as práticas, ou seja, aplicar os conhecimentos teóricos.

3. **Aprender a conviver:** são os valores e as atitudes compartilhados.

4. **Aprender a ser:** são as ações autônomas conscientes, ou seja, o indivíduo é capaz de estabelecer relações, intervir, agir e evoluir, melhorando sua própria vida ou a de outros.

Na nutrição, ouvimos frequentemente o termo "reeducação alimentar", mas o correto seria "educação alimentar", uma vez que o processo de educação é contínuo. Quando um indivíduo, paciente ou cliente diz que precisa se reeducar, na verdade ele precisa de EAN, pois é provável que ainda não tenha aprendido ou passado pelos quatro pilares da educação.

É importante entender que o conhecimento tem impacto direto na saúde, mas nem sempre é suficiente para uma mudança de comportamento. As cognições ou conhecimentos adquiridos influenciam diretamente o comportamento em saúde e, mais especificamente, na alimentação; entretanto, além do conhecimento, o ambiente social, os anseios psicológicos aliados às percepções, as habilidades e a motivação impactam diretamente o comportamento alimentar.

É fato que indivíduos são seres biopsicossociais e que seus hábitos alimentares são influenciados por aspectos que vão além do conhecimento sobre o assunto. Esses hábitos, muitas vezes, são entendidos como secundários à função biológica. O alimento não é somente um conjunto de nutrientes, e sua função vai além do papel nutricional. A comida tem um caráter simbólico e envolve cultura, religião, política, *status*, memória afetiva, família, relacionamentos, cognições e sustentabilidade.

As pessoas comem por diversos motivos, e não só por obrigação ou por necessidade biológica e de nutrientes. Comida tem a ver com prazer, comunidade, família e espiritualidade, e é um modo de afirmar nossa identidade. O tema nutrição e alimentação levanta discussões muito importantes, dado que existem visões limitadas dos alimentos, do que é saudável ou não, do que é bom ou ruim, e o prazer em comer quase sempre está associado à culpa. A culpa ao comer vem das emoções e dos sentimentos em relação à alimentação, do ambiente biopsicossocial e de regras autoimpostas dentro da sociedade, que vive a cultura da dieta.

A nutrição, ao estar inserida dentro de um modelo "biologicista", torna-se o "nutricionismo", e esse conceito de bom ou mau não promove mudanças de comportamento, tendo em vista o grande crescimento de doenças crônicas no Brasil e no mundo. O "nutricionismo" mostra os nutrientes de maneira isolada e se esquece do papel do alimento como um todo. Nesse contexto, o profissional de nutrição vira um calculador de dietas e um policial que diz o que se pode ou não comer, e isso não muda o comportamento das pessoas.

Dentro das novas perspectivas em nutrição, existe a nutrição comportamental (NC), definida pelo livro de mesmo nome (ALVARENGA et al., 2015). A NC é uma abordagem inclusiva que utiliza ferramentas e estratégias científicas, somando conhecimentos à nutrição clássica e às outras especializações. São conceitos importantes dentro da nutrição comportamental: como se come (ou seja, crenças, sentimentos e pensamentos), com quem se come e comunicações coerentes baseadas em indícios científicos que relacionem o prazer de comer e o equilíbrio.

É fundamental que o profissional de nutrição ajude o paciente a atingir as necessidades nutricionais junto às necessidades sociais, culturais e simbólicas. Para a NC, é importante entender que o comportamento alimentar se alinha às dificuldades relacionadas à imagem corporal. A NC pede atenção e cuidado com as intervenções dietéticas fechadas e mandatórias, e considera que cada indivíduo é único, tem suas motivações individuais e deve receber prescrições dietoterápicas individualizadas.

A motivação para a mudança de comportamento, ou seja, o motivo que coloca o indivíduo em ação, pode ser interna ou externa. O profissional de nutrição deve ser capacitado a identificar e trabalhar as estratégias corretas, que facilitem esse processo. Na entrevista motivacional, utilizada como uma dessas estratégias, o nutricionista é um colaborador ou facilitador do processo, e não um impositor de mudanças comportamentais. Essa técnica utiliza a empatia e o respeito e facilita a adesão, e tanto o profissional quanto o paciente trabalham juntos nesse processo.

O modelo transteórico, utilizado por nutricionistas e por profissionais de outras áreas que também trabalham questões comportamentais, define cinco estágios de motivação:

1. **Pré-contemplação:** o indivíduo não tem intenção de mudar, não acredita que consiga, não vê necessidade ou não tem motivação para fazer as mudanças.
2. **Contemplação:** o indivíduo tem vontade de mudar e reconhece que precisa, mas não está comprometido o suficiente e não tem prazos estabelecidos para começar.
3. **Preparação:** o indivíduo já definiu quando vai começar e dá início a pequenas mudanças em seu dia a dia.
4. **Ação:** o indivíduo está executando as mudanças e os resultados começam a aparecer; ele permanece nessa etapa por pelo menos seis meses.
5. **Manutenção:** os novos hábitos já foram adotados e mantidos por pelo menos seis meses.

A teoria cognitivo-comportamental (TCC) estabelece que a percepção e a interpretação dos acontecimentos do dia a dia de uma pessoa validam suas emoções e seus comportamentos diários. Essa teoria identifica o modo como crenças e pensamentos podem atrapalhar a mudança de comportamento, auxiliando o profissional a distinguir quais intervenções podem facilitar o processo de mudança.

Não basta que o profissional, ao propor a mudança de um comportamento alimentar, disponibilize conhecimentos sobre alimentação e nutrição. O paciente precisa receber orientações individualizadas, que vão ao encontro de seus interesses pessoais, pois assim consegue entender as mudanças e se sente mais confortável em realizá-las. O educador em nutrição é apenas um mediador que auxilia na identificação de problemas alimentares e de estilo de vida, sugerindo comportamentos a serem modificados, facilitando a compreensão e dando autonomia para o paciente definir suas próprias escolhas.

Referências

ALMEIDA JÚNIOR, Antonio Ferreira de. **Biologia educacional**: noções fundamentais. 22. ed. São Paulo: Companhia Editora Nacional, 1969.

ALVARENGA, Marle *et al*. **Nutrição comportamental**. Barueri: Manole, 2015.

BEZERRA, José Arimatea Barros. **Educação alimentar e nutricional**: articulação de saberes. Fortaleza: Edições UFC, 2018.

BRASIL. **Constituição da República Federativa do Brasil**. Brasília, DF: Senado, 1988.

BRASIL. **Lei nº 11.947, de 16 de junho de 2009**. Dispõe sobre o atendimento da alimentação escolar e do Programa Dinheiro Direto na Escola aos alunos da educação básica; altera as Leis nº 10.880, de 9 de junho de 2004, 11.273, de 6 de fevereiro de 2006, 11.507, de 20 de julho de 2007; revoga dispositivos da Medida Provisória nº 2.178-36, de 24 de agosto de 2001, e a Lei nº 8.913, de 12 de julho de 1994; e dá outras providências. Brasília, DF, 2009.

BRASIL. Fundação Nacional de Saúde. **Guia de vigilância epidemiológica**. 5. ed. Brasília, DF: Funasa, 2002. Disponível em: https://bvsms.saude.gov.br/bvs/publicacoes/funasa/guia_vig_epi_vol_l.pdf. Acesso em: 20 ago. 2021.

BRASIL. Ministério da Saúde. **Fascículo 1 – Protocolos de uso do *Guia alimentar para a população brasileira* na orientação alimentar**: bases teóricas e metodológicas e protocolo para a população adulta. Brasília, DF: Ministério da Saúde, Universidade de São Paulo, 2021a. Disponível em: https://bvsms.saude.gov.br/bvs/publicacoes/protocolos_guia_alimentar_fasciculo1.pdf. Acesso em: 20 ago. 2021.

BRASIL. Ministério da Saúde. **Fascículo 2 – Protocolos de uso do *Guia alimentar para a população brasileira* na orientação alimentar da pessoa idosa**. Brasília, DF: Ministério da Saúde, Universidade de São Paulo, 2021b. Disponível em: http://bvsms.saude.gov.br/bvs/publicacoes/protocolos_guia_alimentar_fasciculo2.pdf. Acesso em: 20 ago. 2021.

BRASIL. Ministério da Saúde. **Política Nacional de Alimentação e Nutrição**. Brasília, DF: Departamento de Atenção Básica, 2013. Disponível em: https://bvsms.saude.gov.br/bvs/publicacoes/politica_nacional_alimentacao_nutricao.pdf. Acesso em: 15 ago. 2021.

BRASIL. Ministério da Saúde. Secretaria de Atenção à Saúde. Departamento de Atenção Básica. **Guia alimentar para a população brasileira**. 2. ed. Brasília, DF: Ministério da Saúde, 2014. Disponível em: https://bvsms.saude.gov.br/bvs/publicacoes/guia_alimentar_populacao_brasileira_2ed.pdf. Acesso em: 15 ago. 2021.

BRASIL. Ministério da Saúde. Secretaria de Atenção Primária à Saúde. Departamento de Promoção da Saúde. **Guia alimentar para crianças brasileiras menores de 2 anos.** Brasília, DF: Ministério da Saúde, 2019. Disponível em: http://189.28.128.100/dab/docs/portaldab/publicacoes/guia_da_crianca_2019.pdf. Acesso em: 15 ago. 2021.

BRASIL. Ministério do Desenvolvimento Social e Combate à Fome. **Marco de referência de educação alimentar e nutricional para as políticas públicas.** Brasília, DF: MDS, Secretaria Nacional de Segurança Alimentar e Nutricional, 2012. Disponível em: http://www.mds.gov.br/webarquivos/arquivo/seguranca_alimentar/caisan/Publicacao/Educacao_Alimentar_Nutricional/1_marcoEAN.pdf. Acesso em: 30 ago. 2021.

BRASIL. **Lei nº 8.080, de 19 de setembro de 1990.** Dispõe sobre as condições para a promoção, proteção e recuperação da saúde, a organização e o funcionamento dos serviços correspondentes e dá outras providências. Brasília, DF, 1990. Disponível em: https://www.planalto.gov.br/ccivil_03/leis/l8080.htm. Acesso em: 15 ago. 2021.

BOOG, Maria Cristina Faber. Histórico da educação alimentar e nutricional no Brasil. *In*: DIEZ-GARCIA, Rosa Wanda; CERVATO-MANCUSO, Ana Maria. **Mudanças alimentares e educação alimentar e nutricional.** 2. ed. Rio de Janeiro: Guanabara Koogan, 2017. p. 56-62.

BUSATO, Ivana Maria Saes. **Epidemiologia e processo saúde-doença.** Curitiba: InterSaberes, 2016.

CÂMARA INTERMINISTERIAL DE SEGURANÇA ALIMENTAR E NUTRICIONAL (CAISAN). **Estratégia intersetorial de prevenção e controle da obesidade**: recomendações para os estados e municípios. Brasília, DF: CAISAN, 2014. Disponível em: https://www.mds.gov.br/webarquivos/publicacao/seguranca_alimentar/estrategia_prevencao_obesidade.pdf. Acesso em: 30 ago. 2021.

CARVALHEIRO, José da Rocha; MARQUES, Maria Cristina Costa; MOTA, André. A construção da saúde pública no Brasil do século XX e início do século XXI. *In*: ROCHA, Aristides Almeida; CESAR, Chester Luiz Galvão; RIBEIRO, Helena. **Saúde pública**: bases conceituais. 2. ed. São Paulo: Atheneu, 2013. p. 1-17.

CERVATO-MANCUSO, Ana Maria *et al*. Nutrição e alimentação em saúde pública. *In*: ROCHA, Aristides Almeida; CESAR, Chester Luiz Galvão; RIBEIRO, Helena. **Saúde pública**: bases conceituais. 2. ed. São Paulo: Atheneu, 2013. p. 213-233.

GALISA, Mônica Santiago; ESPERANÇA, Leila Maria Biscólia; SÁ, Neide Gaudenci de. **Nutrição**: conceitos e aplicações. São Paulo: M. Books do Brasil Editora, 2008.

HAACK, Adriana *et al*. Políticas e programas de nutrição no Brasil da década de 30 até 2018: uma revisão da literatura. **Comunicação em Ciências da Saúde**, [s. l.], v. 29, n. 2, p. 126-138, 2018. Disponível em: https://bvsms.saude.gov.br/bvs/periodicos/ccs_artigos/politicas_programas_nutricao.pdf. Acesso em: 30 ago. 2021.

KAK, Gilberto; SICHIERI, Roseli; GIGANTE, Denise P. Introdução à epidemiologia nutricional. *In*: KAK, Gilberto; SICHIERI, Roseli; GIGANTE, Denise P. **Epidemiologia nutricional**. Rio de Janeiro: Editora Fiocruz; Atheneu, 2007. p. 23-27.

MACEDO, Irene Coutinho de. Educação alimentar e nutricional. *In*: ROSSI, Luciana; POLTRONIERI, Fabiana. **Tratado de nutrição e dietoterapia**. Rio de Janeiro: Guanabara Koogan, 2019. p. 341-349.

MARTINS, Amanda de Ávila Bicca *et al*. **Epidemiologia**. Porto Alegre: SAGATH, 2018.

MARTINS, Cristina. Aconselhamento nutricional. *In*: CUPPARI, Lilian. **Guia de nutrição**: clínica no adulto. 3. ed. Barueri: Manole, 2014.

OLIVEIRA, Mayara Sanay da Silva; SANTOS, Ligia Amparo da Silva. Guias alimentares para a população brasileira: uma análise a partir das dimensões culturais e sociais da alimentação. **Ciência & Saúde Coletiva**, [s. l.], v. 25, n. 7, p. 2519-2528, 2020. Disponível em: https://www.scielosp.org/article/csc/2020.v25n7/2519-2528/. Acesso em: 30 ago. 2021.

TADDEI, José Augusto de Aguiar Carrazedo; KONSTANTYNER, Tulio; LANG, Regina Maria Ferreira. Epidemiologia nutricional. *In*: TADDEI, José Augusto de Aguiar Carrazedo *et al*. **Nutrição em saúde pública**. Rio de Janeiro: Rubio, 2011. p. 3-8.

ORGANIZAÇÃO DAS NAÇÕES UNIDAS NO BRASIL (ONU BRASIL). Número de pessoas afetadas pela fome sobe para 828 milhões em 2021. **ONU Brasil**, 6 jul. 2022. Disponível em: https://brasil.un.org/pt-br/189062-n%C3%BAmero-de-pessoas-afetadas-pela-fome-sobe-para-828-milh%C3%B5es-em-2021. Acesso em: 6 abr. 2023.

ORGANIZAÇÃO DAS NAÇÕES UNIDAS PARA A EDUCAÇÃO, A CIÊNCIA E A CULTURA (UNESCO). **Educação**: um tesouro a descobrir – relatório para a UNESCO da Comissão Internacional sobre Educação para o Século XXI. Paris: UNESCO, 2010. Disponível em: https://unesdoc.unesco.org/ark:/48223/pf0000109590_por. Acesso em: 30 ago. 2021.

WORLD HEALTH ORGANIZATION (WHO) *et al*. **Primary health care**: report of the International Conference on primary health care, Alma-Ata, USSR, 6-12 set. 1978.

WORLD HEALTH ORGANIZATION (WHO) *et al*. Health promotion: Ottawa Charter. *In*: INTERNATIONAL CONFERENCE ON HEALTH PROMOTION, Ottawa, 1986.

capítulo 3

Nutrição e alimentação saudável

Princípios da nutrição humana

A alimentação fornece os nutrientes por meio de preparos e combinações variadas, e está inserida dentro de um complexo contexto que envolve as esferas sociais e culturais do ser humano, influenciando diretamente o bem-estar e a saúde. É sabido que os indivíduos que se alimentam de maneira variada e equilibrada consomem diversos nutrientes, e isso faz com que seu organismo funcione de modo satisfatório. Da mesma forma, sabemos que a alimentação tanto pode trazer melhora e manutenção da saúde quanto levar à piora da saúde, principalmente no que diz respeito às doenças crônicas não transmissíveis.

Sabe-se que todos os nutrientes contidos nos alimentos são fundamentais para o ser humano, porém o consumo isolado de determinado alimento ou nutriente não é eficaz na melhora e na manutenção da saúde, e sim uma alimentação rica em frutas, legumes e verduras (FLV). Portanto, o ser humano necessita de todos os nutrientes contidos nos alimentos, entre eles as fibras, os compostos bioativos, os não bioativos e a água. A ingestão de alimentos é modulada por sinais internos, por condições ambientais (como aspectos sociais), por hábitos, por características sensoriais e por fatores de consumo (como comer em companhia ou só, distrações ao comer, etc.).

Depois desse rápido panorama sobre a alimentação, vamos aos conceitos. "Nutriente" é a tradução da palavra latina *nutriens*, que vem de *nutrire* (alimentar). Os nutrientes estão presentes nos alimentos e são substâncias químicas necessárias ao corpo humano para a obtenção de energia e a manutenção e a síntese de tecidos do organismo. Esses nutrientes são carboidratos, lipídios, proteínas, minerais, vitaminas, fibras e água. Os nutrientes têm funções específicas e variadas, mas todos contribuem para o funcionamento do organismo.

Temos os nutrientes que produzem energia, como carboidratos, proteínas e lipídios, e os que não são considerados energéticos, como vitaminas, fibras alimentares (FA), minerais e água. Eles são divididos conforme a necessidade do organismo em: macronutrientes (proteína, carboidrato, lipídio ou gordura) e micronutrientes (minerais, vitaminas, FA), além da água e dos componentes presentes nos alimentos, como os fitoquímicos. Os macronutrientes são fundamentais para nossa sobrevivência e devem ser consumidos diariamente em maior quantidade por meio da alimentação. Os micronutrientes, por sua vez, também são de suma importância para o nosso metabolismo, mas as necessidades diárias deles são muito menores.

Macronutrientes

Os carboidratos, ou glicídios, são provenientes sobretudo de vegetais e são moléculas orgânicas de carbono, hidrogênio e oxigênio – $(CH_2O)n$. Eles geram energia ao ser humano por meio da alimentação, com cerca de metade do total de calorias diárias. Quando completamente metabolizados no organismo, os carboidratos geram 4 kcal de energia por grama, e, de acordo com a *acceptable macronutrient distribution range* (AMDR), esse nutriente deve corresponder a 45% a 65% de uma dieta composta por 2.000 kcal/dia.

Podemos dividir os carboidratos da dieta conforme o número de unidades de açúcar presentes na molécula. Os monossacarídeos contêm uma unidade de açúcar, glicose ou frutose. Os dissacarídeos são formados por duas unidades de açúcar (por exemplo, sacarose, lactose e maltose) e estão dentro dos oligossacarídeos, que contêm de duas a dez unidades de açúcar. Estes podem ser originados de quebras dos polissacarídeos, que contêm mais de dez unidades de açúcar. Exemplos de polissacarídeos são o amido e o glicogênio.

As proteínas, ao contrário dos carboidratos e dos lipídios, contêm nitrogênio, hidrogênio, carbono e oxigênio, além de enxofre e alguns minerais, como fósforo, ferro e cobalto. Os alimentos ricos em proteínas podem ser de origem animal (como carnes de todos os tipos, ovos, leite e derivados) ou vegetal (como as leguminosas e alguns tipos de sementes, como chia e quinoa). As proteínas são moléculas geradas a partir de ligações peptídicas entre aminoácidos, em formas diversificadas. Os aminoácidos essenciais devem ser ingeridos por meio da dieta, pois não são sintetizados pelo ser humano. Já os aminoácidos não essenciais são sintetizados pelo organismo.

As proteínas exercem funções estruturais, como enzimas, hormônios, transporte e imunoproteínas. As necessidades desse nutriente podem variar em decorrência de situações estressantes, nível de atividade física e doença. Visando atingir as necessidades funcionais, sugere-se a ingestão de 1 a 1,6 grama de proteína por quilo de peso corporal por dia (g/kg/dia) para praticantes de atividade física, baseando-se na intensidade do exercício, mas a ingestão crônica de até 2 g/kg/dia é segura em adultos saudáveis. Já uma ingestão prolongada maior que 2 g/kg/dia deve ser evitada, pois o nutriente pode ser desviado para exercer função energética e, em alguns casos, pode levar a problemas renais, digestivos e vasculares. As proteínas, quando completamente metabolizadas no organismo, geram a mesma quantidade de energia dos carboidratos: 4 kcal de energia por grama.

O último dos macronutrientes, os lipídios, também são conhecidos como gorduras. Eles fornecem cerca de 30% da energia proveniente da dieta humana e apresentam várias funções, como manter os órgãos e os nervos na posição correta, protegê-los de traumas e preservar o calor, mantendo a temperatura corporal e cumprindo o papel de isolante térmico. Os lipídios também atuam na digestão, na absorção e no transporte de vitaminas lipossolúveis e fitoquímicos; diminuem as secreções gástricas, levando a um esvaziamento gástrico mais lento; e estimulam o fluxo biliar e pancreático, facilitando a digestão.

Os lipídios dão também textura e crocância aos alimentos, cremosidade aos sorvetes e suculência aos alimentos assados. São moléculas insolúveis em água e são classificados de acordo com suas características estruturais: os triacilgliceróis estão presentes em maior quantidade nos alimentos e são compostos por uma estrutura de três moléculas de ácidos graxos; já os fosfolipídios, presentes em menor quantidade nos alimentos, contêm duas moléculas. Os ácidos graxos podem ser saturados ou insaturados (monoinsaturados, poli-insaturados), o que depende da presença ou não de duplas ligações em sua molécula. Os lipídios, quando completamente metabolizados no organismo, geram 9 kcal de energia por grama.

A água

Quando se fala em nutrientes, a água não pode ser deixada de lado, já que está presente em todos os tecidos e é essencial para a sobrevivência dos seres vivos. A água é o constituinte principal do corpo humano, compondo cerca de 70% do peso corporal de um adulto. Ela faz parte de todas as células e tecidos e participa essencialmente dos processos metabólicos. O ser humano deve repor líquidos diariamente, pois perde água por meio de processos fisiológicos como a transpiração e os atos de urinar e defecar. Existem fontes endógenas e exógenas de água. Nas endógenas, a água é obtida por meio da oxidação de nutrientes energéticos; nas exógenas, a água é recebida pela alimentação, por meio de água potável, sucos, chás, caldos, sopas, etc.

Naturalmente, se o organismo recebe quantidade suficiente de água, ele excreta a mesma quantidade, mantendo assim o chamado balanço hídrico. Algumas situações podem afetar a necessidade de água de um indivíduo, como febre, desidratação, metabolismo reduzido ou aumentado e suor excessivo.

A fibra alimentar

Fibra alimentar é qualquer alimento que não pode ser hidrolisado pelas enzimas digestivas do ser humano. As fibras podem ser classificadas em solúveis e insolúveis. As FA solúveis tendem a formar gel quando há a presença de água. No estômago, elas têm a capacidade de elevar a viscosidade de alimentos parcialmente digeridos, além de aumentar o tempo de trânsito intestinal, reduzir a glicemia após as refeições e diminuir a reabsorção de colesterol. Algumas hemiceluloses, pectinas, gomas e mucilagens fazem parte desse tipo de FA. São fontes alimentares de fibras as frutas, a cevada, a aveia e as leguminosas.

As FA insolúveis possuem a capacidade de absorver água, o que resulta no aumento do bolo fecal; portanto, aceleram o tempo de trânsito intestinal. A celulose, algumas hemiceluloses e a lignina fazem parte desse grupo de FA. As fontes alimentares são os vegetais folhosos, os cereais e os grãos integrais.

Os micronutrientes

As vitaminas, ao contrário dos macronutrientes, não geram energia e não têm a capacidade de aumentar o peso corporal, porém participam dos processos energéticos e regulam todo o metabolismo, trabalhando como cofatores em reações químicas, processos de síntese óssea e tecidual, entre diversas outras funções. Esses compostos podem ser destruídos por oxigênio, calor, pH, luz, metais, etc. A maior parte dessas substâncias não é sintetizada pelo nosso corpo, sendo de grande importância sua ingestão via dieta.

As vitaminas são divididas de acordo com sua solubilidade: as lipossolúveis são solúveis em gorduras, e as hidrossolúveis, em água. As lipossolúveis podem ser estocadas no corpo humano e precisam de gordura da alimentação para serem absorvidas. Essas vitaminas são: A, D, E e K. As hidrossolúveis são as vitaminas do complexo B e a vitamina C, e geralmente não são armazenadas no corpo humano.

Vitaminas lipossolúveis

Vitamina A

Sendo a primeira vitamina identificada pela ciência, em 1913, a vitamina A foi inicialmente chamada de retinol pelo fato de ser importante para a visão, mais especificamente para a retina. Também é importante para o desenvolvimento ósseo, o epitélio e a reprodução, além de ser considerada um antioxidante. Pode ser armazenada no fígado, em depósitos de gordura, nos pulmões e nos rins.

Na alimentação, encontramos a vitamina A em duas formas: o retinol, em alimentos de origem animal, como gema de ovo, fígado, rins, óleo de fígado de peixes, queijos amarelos, leite integral, creme de leite, manteiga, etc.; e o betacaroteno, pigmento alaranjado ou amarelo disponível em alimentos de origem vegetal verdes e amarelos, como manga, couve, mamão, agrião, abóbora, cenoura, mostarda, almeirão, etc. Também encontramos vitamina A em azeite, óleo de dendê e de buriti.

Não há muitos achados de hipervitaminose na população, somente quando há excesso de suplementação, o que pode levar a uma toxicidade, podendo gerar dores nas articulações, vômitos, irritação, sonolência, fadiga, anorexia, queda de cabelos, gengivite, pele seca e queilite angular. Já a deficiência dessa vitamina no organismo humano pode causar diversas complicações, como cegueira noturna, xerose conjuntiva, manchas de Bitot, ulceração corneal, necrose e amolecimento da córnea, crescimento inadequado, pele seca e escamosa e sistema imune debilitado.

Um fato importante sobre qualquer micronutriente é sua biodisponibilidade, ou o quanto esse nutriente é aproveitado pelo organismo. No caso da vitamina A, sabe-se que o retinol é mais bem absorvido do que o betacaroteno. Outro fato conhecido é que, quando ela é ingerida em conjunto com a vitamina E, aumenta-se sua absorção, e, quando há redução ou ausência de proteínas, seu aproveitamento é reduzido. As fibras alimentares dos vegetais podem levar também à diminuição de absorção de gorduras e substâncias lipossolúveis.

Vitamina D

A vitamina D é sintetizada na pele por meio dos raios ultravioleta, então a exposição ao sol é responsável pelo suprimento desse nutriente para o ser humano. Ela também pode ser ingerida por meio de alimentos, nas formas ergocalciferol (vitamina D_2) e colecalciferol (vitamina D_3). São fontes dessa vitamina os lácteos, a gema de ovo, a manteiga, os pescados gordos (sardinha, atum, arenque, etc.) e os óleos de peixe.

Essa vitamina, que possui estabilidade a calor e a oxidação, é relevante na fase de crescimento, pois atua na mineralização óssea. Com sua deficiência, crianças podem desenvolver raquitismo, e adultos podem ter malacia ou ossos fragilizados. Em situações mais sérias, sobretudo em idosos, isso pode evoluir para osteoporose. Dentes mais frágeis também podem ser uma realidade resultante da carência de vitamina D.

Seu consumo excessivo pode gerar toxicidade, resultando em náuseas, cefaleia, sede acentuada, anorexia, emagrecimento, calcificação óssea elevada e hipercalcemia, sendo os últimos dois em casos mais graves.

Vitamina E

A vitamina E exerce, como função principal, papel antioxidante na membrana das células, protegendo-as da atividade dos radicais livres. Ela tem importância, assim, onde existe a atuação dos radicais livres, como no processo normal do envelhecimento, na atividade física, no tabagismo e em diversas doenças, como câncer, diabetes mellitus, doenças cardiovasculares, catarata, infecções, processos inflamatórios, doenças pulmonares, pré-eclâmpsia, doenças de pele, etc. São fontes de vitamina E: óleos vegetais (como os de germe de trigo, amêndoas, avelãs, algodão e dendê), além de gema de ovo, fígado e leite.

Vitamina K

A principal função da vitamina K está indicada na palavra alemã de onde seu nome se origina: *Koagulation*. Ela é, portanto, coenzima no processo de coagulação. Temos duas formas dessa vitamina: filoquinona (vitamina K_1), de origem vegetal, e menaquinona (vitamina K_2), originada de vegetais e sintetizada via bactérias da flora intestinal. A deficiência desse nutriente pode aumentar o risco para hemorragias. A vitamina K é sensível a luz e alcalinidade e estável a calor e oxigênio. Entre as fontes alimentares desse micronutriente estão: óleos vegetais, hortaliças folhosas, farelo de trigo e fígado.

Vitaminas hidrossolúveis

Vitamina B_1 (tiamina)

Essa vitamina atua no metabolismo de carboidratos, gorduras e proteínas, mas sua função principal se relaciona ao metabolismo de carboidratos, mais precisamente ao ciclo de Krebs. Quando deficiente no organismo, podem ocorrer sintomas como fadiga, diminuição de reflexos, apatia, irritabilidade, dor muscular, atrofia e perda de massa muscular. O nome dado à deficiência desse nutriente é beribéri. A toxicidade é incomum, como em todas as vitaminas hidrossolúveis, sendo possível com doses muito superiores às recomendações; esse quadro pode levar a choque anafilático, distúrbios respiratórios, dores abdominais, náuseas e até morte.

A vitamina B_1 é instável a calor, oxigênio e meio alcalino, e pode haver até 30% de perda desse nutriente por meio da cocção em água, pelo fato de ela ser uma vitamina hidrossolúvel. Em alcoólatras, o processo de absorção fica prejudicado. O corpo humano não é capaz de sintetizar essa vitamina, portanto ela deve ser ingerida por meio da alimentação. Podemos encontrar a tiamina em diversos alimentos, como fígado, carnes vermelhas, leguminosas, leite e cereais integrais.

Vitamina B$_2$ (riboflavina)

A vitamina B$_2$ participa como coenzima no metabolismo energético, principalmente de glicose e lipídios. É estável no calor, porém é alterada pela luz. Sua deficiência na população é comum, mas não causa problemas graves, sendo sintomas a glossite, a queilose, a dermatite seborreica e sintomas oculares como lacrimejamento, fotossensibilidade e coceira. O corpo humano armazena uma pequena quantidade dessa vitamina, portanto ela deve ser ingerida por meio da alimentação. Suas principais fontes são: ovos, farelo de trigo, lácteos e carnes. No processo de refinamento de grãos como arroz e farinha de trigo, pode ocorrer uma perda de até 60% desse micronutriente.

Vitamina B$_3$ (niacina)

Essa vitamina também está presente como coenzima no metabolismo dos macronutrientes. É um nutriente estável ao calor e à luz. A deficiência, primeiramente, pode levar a erupções cutâneas, fraqueza muscular e anorexia; já em estágio grave, pode causar pelagra, mais conhecida como a doença dos 3 Ds (dermatite, demência e diarreia).

O aminoácido triptofano pode ser utilizado para sintetizar a vitamina B$_3$, portanto enfatiza-se a ingestão de fontes de proteínas para obter a quantidade necessária diariamente. São fontes desse nutriente: carnes, ovos, leite, legumes, cereais integrais e peixes.

Vitamina B$_5$ (ácido pantotênico)

O ácido pantotênico é vital para o metabolismo energético, e sua deficiência, que é incomum, pode levar a sintomas como mal-estar, sonolência, náuseas, depressão, fadiga, infecções no trato respiratório superior, formigamento nas pernas e cefaleia. Altas doses podem levar a desconforto intestinal leve e diarreia. Essa vitamina é encontrada facilmente nos alimentos, mas as principais fontes são: gema de ovo, fígado, vísceras, cereais integrais, carne bovina, carne de frango e batata.

Vitamina B$_6$ (piridoxina)

Essa vitamina atua principalmente no metabolismo dos aminoácidos. Sua deficiência é incomum, mas, se houver longos períodos sem sua ingestão, o metabolismo proteico pode ser comprometido, podendo levar a convulsões, dermatite seborreica, confusão mental e depressão. Há toxicidade em doses elevadas, levando a neuropatia sensorial; os sintomas desaparecem quando se suspende a suplementação. Esse nutriente é estável ao calor e tem perdas no cozimento em água. Podemos encontrar a vitamina B$_6$ em alimentos variados, porém os principais são cereais e vísceras e fígado bovinos.

Vitamina B$_8$ (biotina)

A biotina atua na sinalização celular, na regulação da expressão gênica e como cofator em reações como na gliconeogênese, no catabolismo de aminoácidos e no metabolismo de ácidos graxos. É um nutriente estável ao calor e não se tem muito conhecimento com relação a sua biodisponibilidade. A deficiência da vitamina B$_8$ é rara, mas, em casos graves, pode levar a perda de cabelos, diminuição de tônus muscular, erupções cutâneas, dermatite, perda de acuidade visual e conjuntivite. Diversos estudos buscaram descobrir se haveria toxicidade em alta ingestão, mas não foram encontrados efeitos adversos. Encontramos a biotina no fígado bovino, na gema do ovo e em diversos outros alimentos.

Vitamina B$_9$ (ácido fólico)

O ácido fólico tem função como coenzima no metabolismo dos aminoácidos e na síntese de ácidos nucleicos (DNA e RNA). Na medula óssea, atua na formação de leucócitos e hemácias. Pode haver dificuldades em atingir as necessidades de vitamina B$_9$, pois ela tem instabilidade no calor e, portanto, pode sofrer perdas durante o processamento dos alimentos em altas temperaturas. A deficiência de folato pode causar quantidade reduzida de células brancas e plaquetas, anemia megaloblástica, redução de crescimento, problemas gastrointestinais e, no caso de gestantes, malformação do tubo neural. A suplementação dessa vitamina durante a gravidez se faz primordial. São fontes alimentares de ácido fólico: fígado, feijão, soja, folhas verde-escuras, couve, cereais, leguminosas, laranja e frutas secas.

Vitamina B$_{12}$ (cobalamina)

A cobalamina participa da síntese dos ácidos nucleicos (RNA e DNA) e também do metabolismo lipídico. É uma vitamina instável a meio ácido, oxigênio e calor e é sensível à luz. A deficiência desse nutriente pode levar a anemia perniciosa, anemia megaloblástica e neuropatia. Suas fontes alimentares são de origem animal, como carnes, queijos, peixes, ovos, leite, entre outros, portanto sua suplementação é necessária em caso de vegetarianismo estrito.

Vitamina C (ácido ascórbico)

O ácido ascórbico participa de diversos processos essenciais do organismo humano: tem função antioxidante, aumenta a absorção do mineral ferro, participa do metabolismo energético e atua nos processos de cicatrização e na defesa orgânica. Sua deficiência, após alguns meses, pode levar ao escorbuto, caracterizado por dores musculares, depressão, histeria, amolecimento e fragilidade dos dentes, inflamação nas gengivas, perda de cabelo, fadiga, lesões na pele e morte, caso não tratado a tempo. Essa vitamina é facilmente oxidada, principalmente quando exposta a altas temperaturas. Há um aumento de sua biodisponibilidade quando os alimentos são consumidos *in natura*. São fontes de vitamina C: frutas (laranja, acerola, limão, morango, maracujá, abacaxi, goiaba, etc.) e vegetais (tomate, pimentão, repolho, etc.).

Minerais

Assim como as vitaminas, esses nutrientes não fornecem energia ao ser humano e também são essenciais para a sobrevivência. Os minerais são divididos em macrominerais e microminerais. Os macrominerais estão presentes em maior quantidade no organismo humano e são: cálcio, fósforo, magnésio, enxofre, sódio, cloro e potássio. Já os microminerais estão presentes em menor quantidade no corpo e são: ferro, manganês, cobre, zinco, iodo, selênio, molibdênio e flúor.

Cálcio (Ca)

A principal função desse mineral é a formação de dentes e ossos, nos quais é encontrada a maior quantidade de cálcio no corpo humano, cerca de 99%. Outras funções cruciais exercidas pelo cálcio são atuar na contração muscular, na secreção glandular, na transmissão de impulsos nervosos e no transporte de membrana celular. A deficiência desse nutriente pode levar a raquitismo, osteomalacia e osteoporose. A hipocalcemia também pode levar a sintomas como dores e espasmos musculares. O consumo excessivo desse mineral, junto à vitamina D, pode desencadear a hipercalcemia, que, por sua vez, pode levar a cálculos renais e calcificação excessiva de partes moles e ossos. O leite e seus derivados são as principais fontes de cálcio, mas podemos encontrá-lo também em vegetais como brócolis, mostarda, couve, etc.

Fósforo (P)

Após o cálcio, esse é o segundo mineral mais encontrado no corpo humano. Entre 80% e 85% desse mineral está em ossos e dentes. Sua principal função está relacionada à formação dessas estruturas, junto com o cálcio; além disso, o fósforo também está relacionado ao metabolismo de energia. Sua deficiência é incomum, mas pode ocorrer em alcoólatras, vegetarianos, bebês nascidos prematuros e pessoas que fazem uso de fármacos como hidróxido de alumínio. Os sintomas podem ser: fraqueza, crescimento reduzido, diminuição de massa óssea, dores nas articulações e perda de apetite. Quando ingerido em altas quantidades, pode levar a baixa absorção do cálcio e, consequentemente, a redução de massa óssea. Os principais alimentos que fornecem esse mineral são os de fontes proteicas, como lácteos, carnes, peixes, ovos e leguminosas. Os fitatos presentes nas leguminosas e antiácidos com alumínio podem diminuir a absorção de fósforo.

Magnésio (Mg)

A principal função desse mineral é relacionada ao metabolismo energético, mas ele também possui papel essencial no controle do músculo cardíaco. Quando em deficiência, pode acarretar diminuição no crescimento, arritmias cardíacas, relaxamento muscular e parada cardíaca, em casos severos. O excesso desse mineral no corpo humano pode levar a vômitos, náuseas, bradicardia, hipotensão, sonolência e fraqueza. O magnésio pode ter absorção prejudicada pela presença de cálcio, fibras, álcool e fitato. Já quando presentes alguns carboidratos, entre eles a lactose, sua biodisponibilidade aumenta. As verduras e os legumes (quiabo, acelga, beterraba, espinafre), as oleaginosas e os cereais integrais são fontes de magnésio.

Enxofre (S)

Presente na maioria das células do corpo humano, o enxofre é um componente importante de proteínas, queratina e insulina, e sua deficiência no organismo é incomum. O enxofre está presente em alimentos que são fontes de proteína (ovos, leguminosas, carnes e lácteos).

Sódio (Na), cloro (Cl) e potássio (K)

Esses nutrientes também podem ser chamados de eletrólitos. O potássio está presente no líquido intracelular, enquanto o cloro e o sódio estão presentes no meio extracelular. Eles trabalham na homeostase corporal, nos equilíbrios osmótico, ácido-básico e hídrico e na estimulação muscular, em especial no músculo cardíaco.

No processo da digestão, o cloro atua na formação de ácido clorídrico. A deficiência de cloro e sódio é incomum, estando presente em casos de anorexia, vômito e diarreia. Já no caso do potássio, sua deficiência pode levar a desequilíbrio cardiovascular. O excesso de cloreto de sódio (NaCl) pode levar a hipertensão arterial. A principal fonte de sódio é o sal de cozinha; já o potássio está presente em vegetais como espinafre, brócolis, tomate, frutas secas, laranja e banana; e o cloro pode ser encontrado no sal de cozinha e em pescados e frutos do mar.

Ferro (Fe)

O ferro é o metal mais estudado atualmente, pois é vital no metabolismo dos seres vivos. Na alimentação, encontramos o ferro heme (de origem animal) e o ferro não heme (de origem vegetal). A principal função do ferro está relacionada ao transporte de oxigênio pulmonar para outros tecidos. Sua deficiência pode levar à anemia ferropriva, sendo mulheres férteis, lactentes e crianças com menos de 5 anos os grupos mais vulneráveis. São sintomas de carência de ferro: tontura, dores de cabeça, cansaço, apatia, retardo de crescimento, respiração curta, diminuição de cognição, baixo peso no nascimento, mortalidade perinatal e diminuição de aprendizado. Já o excesso de ferro no organismo pode levar a inflamação nas articulações, hipogonadismo, aumento do tamanho do fígado e complicações cardíacas. O ferro heme tem maior biodisponibilidade em relação ao ferro não heme. O ferro heme é encontrado nas carnes de todos os tipos, e o ferro não heme é encontrado nos vegetais, principalmente os de folhas verde-escuras, e nas leguminosas. A presença de cálcio, fibras alimentares e compostos antinutricionais (por exemplo, os fitatos) pode diminuir a absorção desse nutriente.

Manganês (Mn)

O manganês participa da formação óssea, da reprodução e do crescimento, além de ser vital para o metabolismo energético. Sua deficiência é incomum e pode levar a alterações ósseas, problemas na reprodução, déficit de crescimento e modificações no metabolismo de carboidratos e lipídios. Já o excesso é raro, mas pode levar a transtornos psicológicos, alucinações e irritabilidade. O manganês pode ser encontrado em folhas verdes, carnes, amendoim, nozes e cereais integrais.

Cobre (Cu)

O cobre é vital para a sobrevivência humana, participando ativamente da formação de hemoglobina, e também tem função antioxidante. Sua deficiência pode levar à anemia, pois o processo de formação de hemoglobina é reduzido nesse caso. A toxicidade é incomum e pode gerar sintomas como enjoo, vômito e paladar metálico. Esse mineral é encontrado principalmente em aves, leguminosas secas, mariscos, ostras, nozes, chocolate, rins e fígado.

Zinco (Zn)

O zinco é encontrado na maior parte dos tecidos do organismo humano e é um elemento das enzimas que fazem parte do metabolismo de carboidratos, proteínas e lipídios. Também participa da síntese e da degradação de ácidos nucleicos. A deficiência desse mineral pode levar a falta de apetite, diminuição do paladar, atraso na maturação sexual, imunidade reduzida, distúrbios no crescimento e hipogonadismo. O excesso é incomum, mas pode gerar apatia, diarreia, febre, enjoo e vômito. O fitato pode reduzir sua absorção pelo organismo. São fontes alimentares de zinco: carne bovina, peixe, frango, cereais integrais, pescados e frutos do mar, castanhas e amendoim.

Iodo (I)

O iodo está presente, principalmente, na tireoide e está envolvido na síntese dos hormônios T3 e T4, que estão relacionados com o desenvolvimento do ser humano. Sua deficiência pode desenvolver a hipertrofia da glândula tireoide, também conhecida como bócio. Os filhos de gestantes carentes desse mineral podem portar cretinismo e desenvolver alterações físicas, sexuais e mentais. A toxicidade, que é rara, pode levar a sintomas como dores no abdômen, vômito, náusea, diarreia e irritabilidade no trato gastrointestinal. Encontra-se iodo no sal de cozinha iodado, nas carnes, no leite, nos ovos, nos pescados e nos frutos do mar.

Selênio (Se)

Com importante papel antioxidante, o selênio pode melhorar o sistema imune. Além disso, participa da conversão de T4 em T3 e atua na fertilidade masculina. A deficiência de selênio pode levar a dores articulares, cansaço, fraqueza muscular, redução de concentração e fragilidade em cabelos e unhas. Já a deficiência severa pode gerar a doença de Keshan (cardiomiopatia que pode levar a insuficiência cardíaca congestiva, acidente vascular cerebral e morte súbita) e a doença de Kashin-Beck (osteoartropatia que pode levar a deformidades articulares, necrose e degeneração de cartilagens). As necessidades humanas desse nutriente são em quantidades mínimas, e o excesso pode levar a fragilidade em cabelos e unhas, além de vômitos e náuseas. As principais fontes de selênio são: oleaginosas, principalmente a castanha-do-pará, cereais integrais e leguminosas.

Molibdênio (Mo)

Esse elemento participa como cofator de enzimas oxidativas, e sua deficiência é incomum. O molibdênio pode ser encontrado, principalmente, nos alimentos de origem vegetal, como grãos, castanhas e legumes.

Flúor (F)

O flúor é encontrado em abundância na natureza e é de suma importância para o esmalte dentário. A carência desse elemento é rara, porém, caso aconteça, pode levar ao desenvolvimento de cáries nos dentes. A principal fonte de flúor é a água potável.

Necessidades e recomendações nutricionais

Para que a quantidade de nutrientes e de energia atenda às necessidades da maior parte dos indivíduos de determinado grupo ou população, é preciso estabelecer as recomendações nutricionais, as quais são de vital importância para planejar, prescrever e avaliar a dieta de indivíduos. Essas recomendações são baseadas em evidências científicas, como estudos sobre o consumo alimentar, análises bioquímicas de nutrientes, números epidemiológicos, entre outros.

No Brasil, ainda não há recomendações específicas para a população, portanto são utilizadas as recomendações da OMS/FAO e/ou as ingestões dietéticas de referência (*dietary reference intakes* – DRIs) norte-americanas. As DRIs são utilizadas para análise e planejamento de dietas para indivíduos saudáveis e são caracterizadas por valores estimados para a ingestão de nutrientes.

Na elaboração de uma dieta, o primeiro passo é calcular estimativas do valor energético total (VET) ou valor calórico total (VCT), que significa a quantidade de energia que atende às necessidades de energia do indivíduo. Para esse cálculo, tanto as equações do Institute of Medicine (IOM) quanto as equações da OMS/FAO/United Nations University (UNU) podem ser utilizadas. De acordo com o IOM, a estimativa de necessidade energética (*estimated energy requirement* – EER) é caracterizada como o valor de ingestão de energia originária da dieta, visando manter o balanço energético em indivíduos saudáveis conforme características como sexo, idade, altura, peso e atividade física.

Todos os gastos energéticos de um indivíduo, compostos pelo gasto energético basal (GEB) ou a taxa metabólica basal (TMB), pelo efeito térmico do alimento (ETA) e pela termogênese por atividade (TA), formam o gasto energético total (GET). O GEB ou a TMB são o valor mínimo de energia gasta, visando apenas à sobrevivência, utilizada em um ciclo de 24 horas, durante o estado de repouso mental e físico. Para o planejamento com base nas fórmulas OMS/FAO/UNU, estima-se a TMB, por meio de equações, e leva-se em consideração o peso corporal atual. Após, estima-se o gasto energético em 24 horas, em que são usados os valores múltiplos da TMB.

Atualmente, para micronutrientes, existem quatro valores referenciais propostos pelas DRIs. A necessidade média estimada (*estimated average requirement* – EAR) é a estimativa do valor médio da ingestão diária de determinado nutriente, visando acolher as necessidades de 50% da população saudável. Essa estimativa é resultante das curvas de ingestão e é utilizada para apontar o valor de ingestão dietética recomendada (*recommended dietary allowance* – RDA) e para planejar e avaliar a ingestão por grupos de determinada população.

A RDA é a quantidade média diária de ingestão de um nutriente e visa responder suficientemente às necessidades de cerca de 97,5% da população saudável. Esse referencial é determinado por meio de medianas de curvas de distribuição normal em estudos populacionais de análise de consumo, com adição de dois desvios-padrão. Essa medida pode evitar carências nutricionais, e deve-se considerá-la como alvo.

Nos casos em que estudos atuais ainda não tenham estabelecido a RDA e a EAR de determinado nutriente, mas em que há dados experimentais e/ou observação de consumo sobre ele, utiliza-se como meta a ingestão adequada (*adequate intake* – AI), que é o valor médio de ingestão diária. Essa medida também é utilizada para o estabelecimento de valores de nutrientes que aparentemente diminuem as chances de desenvolvimento de doenças.

Para o limite máximo tolerável de consumo de um nutriente que biologicamente não possua riscos de efeitos adversos à saúde de aproximadamente toda a população, é utilizado o limite superior de ingestão tolerável (*tolerable upper intake level* – UL).

Nutrição nos ciclos da vida

Nutrição na gestação

A saúde das mulheres e de seus filhos é impactada diretamente pela alimentação e pelo estado nutricional no período preconceptivo. Para que uma gravidez progrida, ocorrem várias adaptações fisiológicas, demandando, assim, recomendações nutricionais específicas para essa fase da vida. Uma alimentação adequada e equilibrada pode levar a melhores condições de saúde e nutrição das mulheres e de seus filhos.

Já no início do desenvolvimento do embrião, a nutrição se relaciona com o genoma humano, e a expressão gênica do feto pode ser modulada pelo estado nutricional da gestante. Problemas como desnutrição, obesidade ou ingestão inadequada de nutrientes durante a gestação podem gerar respostas adaptativas do embrião, levando à ativação ou ao silenciamento de genes. Isso pode justificar o fato de que algumas pessoas possuem maior risco para o desenvolvimento de doenças crônicas não transmissíveis, como diabetes mellitus tipo 2 (DM2), doenças cardiovasculares, câncer e obesidade. O estado nutricional paterno também pode influenciar a saúde de um indivíduo ao longo de sua vida.

Para que o crescimento fetal aconteça de maneira adequada e a mulher se prepare para o trabalho de parto e a lactação, são necessárias diversas adaptações fisiológicas, anatômicas e psicológicas. Essas alterações buscam o equilíbrio do organismo, ou seja, a homeostase.

Quando o embrião é implantado no endométrio, as concentrações beta do hormônio hCG (gonadotrofina coriônica humana) ficam elevadas, para inibir o ciclo ovulatório. A partir daí, inicia-se a formação da placenta, principal órgão endócrino da gravidez, que também mantém as funções metabólicas e as trocas entre mãe e filho. Percebe-se, na gestante, um aumento de taxa metabólica basal, de ventilação pulmonar, de volume plasmático, de frequência cardíaca, de síntese proteica e de taxa de filtração glomerular. A lipólise para oxidação de ácidos graxos como substrato energético materno fica elevada, para maior disponibilização de glicose e aminoácidos para nutrição do feto.

Em razão dessas adaptações hormonais, principalmente no primeiro trimestre da gestação, alguns sintomas podem estar presentes, como náuseas, vômitos e anorexia. A motilidade intestinal é reduzida pela ação da progesterona, podendo estar presente a constipação, e, por conta das adaptações anatômicas pelo crescimento do feto, pirose e refluxo gastroesofágico podem ser comuns. Edemas também podem estar presentes nas gestantes, por conta da hemodiluição ocasionada pelo volume aumentado de fluxo sanguíneo.

A assistência à saúde para o público materno-infantil está no cerne dos Objetivos de Desenvolvimento Sustentável (ODS), iniciativa da Organização das Nações Unidas (ONU) para melhorar as condições globais de vida e saúde até 2030. Assegurar o acesso à saúde sexual e reprodutiva e promover a redução das taxas de mortalidade materna, neonatal e infantil faz parte desses objetivos. Para isso, a qualidade da atenção ao pré-natal é fundamental.

O cuidado nutricional é primordial para que a gestante não desenvolva condições que possam prejudicar a si mesma ou ao feto, como diabetes mellitus materna, síndromes hipertensivas da gestação, retenção de peso após o parto com predisposição a um futuro ganho de peso excessivo da mulher, diminuição de crescimento intrauterino, bebê pequeno ou grande para a idade gestacional, dificuldade ao amamentar, parto prematuro, parto cirúrgico e aptidão para o desenvolvimento futuro de doenças crônicas não transmissíveis (DCNT) em mãe e filhos. O ganho de peso durante a gestação deve ser baseado no estado nutricional pré-gestacional. Com relação à demanda energética na gravidez, no primeiro trimestre não são adicionadas calorias; no segundo trimestre, são adicionadas 340 calorias ao dia; e, no terceiro trimestre, 452 calorias ao dia.

Nutrição na lactação

O aleitamento materno (AM) não é tão somente nutrir uma criança, já que também gera um profundo envolvimento entre mãe e filho. O AM pode definir o estado nutricional da criança, pela sua ação contra infecções, por beneficiar o desenvolvimento emocional e cognitivo, entre outras funções. Além disso, implica a saúde física e psíquica materna.

O leite materno possui uma composição singular, completa e própria para cada fase do desenvolvimento e da mamada do lactente. Desde o atendimento pré-natal, as gestantes devem ser orientadas quanto aos benefícios do AM, salvo algumas condições: criança portadora de galactosemia, mães que utilizam medicamentos incompatíveis com a amamentação ou mães infectadas por HTLV1, HTLV2 ou HIV.

Está comprovado que a amamentação é superior a outras formas de alimentar uma criança, mas, mesmo assim, as taxas de AM no Brasil, principalmente as de aleitamento materno exclusivo (AME), estão reduzidas. Diante desse contexto, o profissional de saúde é de suma importância para que aconteçam mudanças nesse cenário, e há uma necessidade de preparo desse profissional quanto aos aspectos técnicos da lactação e ao olhar empático, de maneira holística, em relação à mãe, considerando aspectos emocionais e culturais, os hábitos, a rede de apoio e o reconhecimento dela como protagonista do ato de amamentar.

A seguir, são apresentados os tipos de aleitamento materno:

- **Aleitamento materno exclusivo (AME):** a criança recebe somente leite materno, direto da mama ou ordenhado, ou leite humano de outra fonte, sem qualquer outro alimento, líquido ou sólido, exceto gotas ou xaropes contendo vitaminas, sais de reidratação oral, suplementos minerais ou medicamentos.

- **Aleitamento materno predominante (AMP):** a criança recebe, além do leite materno, água ou bebidas, como água adocicada, chás, infusões, sucos de frutas e fluidos rituais.

- **Aleitamento materno (AM):** a criança recebe leite materno (direto da mama ou ordenhado), recebendo ou não outros alimentos.

- **Aleitamento materno complementado (AMC):** além do leite materno, a criança recebe alimento sólido ou semissólido para complementar o AM, sem substituí-lo. A criança pode se alimentar de outros tipos de leite, que não são considerados alimentos complementares.

- **Aleitamento materno misto ou parcial (AMM):** a criança se alimenta de leite materno e outros tipos de leite.

São benefícios do aleitamento materno:

- Promover o laço afetivo entre mãe e filho.
- Evitar diarreia e infecção respiratória.

- Reduzir risco de alergias, diabetes, colesterol elevado, hipertensão e obesidade.
- Melhorar nutrição, cognição e inteligência.
- Aumentar a qualidade de vida.
- Proporcionar desenvolvimento oral.
- Proteger contra câncer de mama.
- Evitar nova gestação.
- Apresentar menor custo financeiro.

A Organização Mundial da Saúde e o Ministério da Saúde preconizam o AME por seis meses e o AMC até os 2 anos ou mais. Não há evidências de vantagens em iniciar os alimentos complementares antes dos seis meses; pelo contrário, podem ocorrer prejuízos à saúde da criança, como: hospitalização por doença respiratória; absorção reduzida de nutrientes, como o ferro e o zinco; diarreia; risco de desnutrição quando os alimentos introduzidos forem nutricionalmente inferiores ao leite materno; e duração do AM reduzida.

Ao longo de toda a gestação, o sistema endócrino trabalha na preparação e na maturação das glândulas mamárias para a lactação. O principal estimulante para que o leite seja ejetado após o parto é a sucção feita pelo bebê no seio da mãe, o que faz com que o sistema nervoso central (SNC) estimule a secreção do leite e a contração do músculo liso mamário. O leite materno é produzido em três fases:

- **Fase I – lactogênese:** por meio da ação de estrogênio durante a gestação, os dutos lactíferos são ramificados, a progesterona atua na formação dos lóbulos e a prolactina age na síntese do colostro.
- **Fase II – lactogênese:** logo após o parto e a saída da placenta, acontece uma queda de progesterona e há a liberação de prolactina, responsável pela produção do leite, do terceiro ao

quarto dia. A ocitocina, responsável pela ejeção do leite, atua na secreção láctea, com a apojadura.

- **Fase III – lactogênese ou galactopoiese:** nessa fase, a sucção do mamilo estimula a prolactina e a ocitocina, levando, assim, à produção e à ejeção do leite. A ocitocina é liberada em resposta a estímulos condicionados da mãe, como visão, cheiro e choro do bebê, e também a fatores emocionais, como tranquilidade, motivação e autoconfiança. Fatores como estresse, medo, dor, desconforto e insegurança podem inibir a liberação da ocitocina, o que pode prejudicar a ejeção do leite da mama.

O leite pode ser classificado por meio da fase da lactação em que se encontra. Entre dois e sete dias após o parto, ele é chamado de colostro, um líquido espesso e amarelado que é considerado como a primeira imunização do recém-nascido, pelo fato de fornecer anticorpos maternos. Tem grande teor de caroteno, proteínas e minerais. De 7 a 21 dias de lactação, o leite é chamado de transicional e tem maior volume que o colostro. Possui maior teor de lactose, gorduras, vitaminas hidrossolúveis e calorias e menos proteínas e vitaminas lipossolúveis.

É fundamental o profissional de saúde informar à mãe que a cor do leite varia ao longo da mesma mamada e também com a alimentação materna. O leite logo no início da mamada é rico em anticorpos e é chamado de leite anterior. Ele possui alto teor de água e tem aspecto semelhante ao da água de coco. O leite do meio da mamada pode ter uma coloração esbranquiçada e opaca, pela alta concentração de caseína. Já o leite do fim da mamada, também chamado de leite posterior, possui aparência amarelada, por causa da presença de betacaroteno, pigmento presente na cenoura, na abóbora e em vegetais alaranjados, advindos da alimentação materna. Quando a ingestão de vegetais verdes é elevada, o leite pode ficar azulado ou esverdeado.

É normal que a mãe tenha mais fome e sede durante a amamentação, já que as demandas de calorias e líquidos ficam aumentadas nesse período. Um acréscimo de 500 calorias, aproximadamente, aparentemente é o suficiente para uma lactação adequada. Para que uma lactante tenha uma alimentação equilibrada durante a amamentação, ela deve: adotar dieta variada, incluindo frutas, legumes, verduras, pães, cereais, lácteos e carnes; hidratar-se suficientemente; evitar fármacos e dietas que proporcionem perda de peso rápida; e ter parcimônia ao consumir café ou alimentos que contenham cafeína.

Nutrição do lactente

Os primeiros dois anos de uma criança podem ser fundamentais para o seu crescimento e desenvolvimento. Nessa fase, a criança não está apenas ganhando peso e altura, mas também descobrindo um mundo novo, ganhando habilidades e ficando cada vez mais ágil. Assim, sua relação com o ambiente e com pessoas de sua convivência vai se modificando, de acordo com a fase.

Dentro desse biênio, a criança se torna capaz de sustentar a cabeça, pegar objetos, mastigar, sentar-se, engatinhar, ficar de pé, andar e falar. Cada criança cresce e se desenvolve de acordo com suas próprias características, sua relação com o meio social e sua alimentação. Para que o desenvolvimento seja adequado, a alimentação deve ser equilibrada e saudável.

Logo após o parto, se possível dentro de uma hora, indica-se que o bebê seja colocado para sugar o seio da mãe. Isso estreitará o vínculo entre os dois e ajudará a diminuir sangramentos provenientes do parto. O uso de mamadeiras e chupetas deve ser evitado, pois está associado a desmame precoce, aumento da morbimortalidade, confusão de bicos, risco de contaminação e diminuição na produção de leite. Como falado anteriormente, salvo algumas condições, o bebê deve ser amamentado até os 6 meses de idade de forma exclusiva, sem chás, água ou outro alimento, e, a partir dessa idade, inicia-se a alimentação complementar, que deve ser feita lenta e gradativamente. Geralmente, nos primeiros oferecimentos de alimentos novos, é normal que o bebê rejeite alguns.

A alimentação complementará o leite materno, mas não o substituirá. Então, as mamadas no peito devem ser mantidas. A partir do momento da introdução alimentar, deve-se ofertar água ao bebê. Além disso, frutas, legumes e verduras contêm vitaminas e minerais de vital importância para o crescimento e o desenvolvimento das crianças. O seguinte cronograma deve ser seguido: até o 6º mês, aleitamento materno exclusivo, em livre demanda; do 6º ao 24º mês, leite materno complementado; no 6º mês, oferecer frutas amassadas ou raspadas e uma papa principal (almoço ou jantar) – os alimentos devem ser apenas amassados com o garfo; do 7º ao 8º mês, oferecer a segunda papa principal (almoço ou jantar); do 9º ao 11º mês, acostumar, gradualmente, a criança com a refeição da família, ajustando a consistência; no 12º mês, a criança já pode se alimentar da comida da família, adequando-se os alimentos consumidos.

A partir da primeira refeição, orienta-se que esta contenha um alimento de cada grupo: cereais ou tubérculos; proteína de origem vegetal (feijão, ervilha, soja, lentilha, grão-de-bico); proteína de origem animal (todos os tipos de carnes, vísceras e ovos); hortaliças (folhosos e legumes) – sempre que possível, é importante que a refeição da criança contenha mais de um alimento deste grupo. Sal de cozinha não deve ser adicionado, e, sim, temperos como salsa, cebolinha, alecrim e manjericão. Açúcar simples não deve ser apresentado a crianças menores de dois anos de idade, e, após essa idade, o consumo não deve ser rotineiro, mas esporádico. É importante ressaltar que não devem ser oferecidos prêmios, recompensas ou castigos nem se deve ter muita rigidez em torno da alimentação de crianças de qualquer idade, pois isso pode acarretar problemas com as sensações de fome e saciedade.

O *Guia alimentar para crianças brasileiras menores de 2 anos* (BRASIL, 2019) resume as orientações aos pais e cuidadores de crianças em doze passos:

- Oferecer somente leite materno até 6 meses de idade, prolongando a amamentação até os 2 anos ou mais.

- Partindo dos 6 meses, além de leite materno, ofertar alimentos *in natura* ou minimamente processados.

- Não ofertar refrigerantes, sucos e outras bebidas açucaradas, mas, sim, água própria para o consumo.

- Quando iniciar a introdução alimentar, ofertar a comida amassada com garfo, e não batida no liquidificador.

- Antes dos 2 anos de idade, não ofertar açúcar ou alimentos que contenham açúcar.

- Não oferecer alimentos ultraprocessados.

- Oferecer a comida da família para a criança.

- Fazer das refeições momentos de união, aprendizado e afeto com a família.

- Conversar com a criança durante as refeições, dando devida atenção aos sinais de fome e saciedade dela.

- Cuidar para que todas as etapas da alimentação sejam feitas com higiene.

- Fora de casa, também ofertar para a criança alimentos equilibrados e saudáveis.

- Proteger a criança de publicidades de alimentos divulgadas nas mídias.

Desmame guiado pelo bebê (BLW)

O desmame guiado pelo bebê (*baby-led weaning* – BLW) é uma forma de introdução alimentar que visa que o lactente tenha autonomia no consumo de alimentos sólidos, o que promove a estimulação da percepção e a articulação motora e visual. O método parte do princípio de que o leite materno continua sendo a principal fonte de nutrientes da criança. Então, a introdução alimentar acontece de forma gradativa, para que a criança associe os alimentos a sua fome ou saciedade, diminuindo o consumo de leite materno aos poucos.

Para que o método seja colocado em prática, a criança deve dominar sua atividade motora de modo a poder se sentar, sustentar sua cabeça e seu tronco e fazer os movimentos de pinça com as mãos. A criança também já deve conhecer o contexto da alimentação, sentada à mesa com sua família. No BLW, os alimentos ficam expostos separados, e a criança é convidada a explorar odores, cores, texturas e sabores. A princípio, é necessário expor, no máximo, três formas ou tipos de alimentos, sem auxílio de pratos ou talheres, para que a criança foque somente os alimentos. Para tanto, o ambiente deve ser calmo, e não deve haver distrações como televisão, rádio e brinquedos.

Os alimentos precisam ter uma consistência mais branda, e trabalha-se com suas formas e tamanhos, apresentando-os em forma de palitos ou fatias longas, que sobrem nas mãos da criança. Verduras e legumes com talos e bem cozidos podem ser ofertados à criança, para que ela os pegue. Por tradição brasileira, a introdução alimentar é iniciada pelas frutas, o que pode ser repetido no BLW. São necessários dois dias consecutivos com o mesmo alimento antes de apresentar o próximo, para que quadros de intolerância ou alergia alimentar possam ser identificados.

É importante ressaltar que, durante a introdução dos alimentos, deve-se ficar alerta a possíveis engasgos e ajudar a criança no que for necessário, sem limitar ou interferir em sua autonomia alimentar.

Nutrição do pré-escolar

Considera-se fase pré-escolar aquela entre os 2 e os 6 anos de idade. Nesse período, a velocidade de crescimento da criança reduz em relação à do lactente. Então, as necessidades nutricionais e consequentemente o apetite também ficam reduzidos. São características dessa fase: pouco volume gástrico (entre 200 e 300 mL); recusa de alimentos que anteriormente eram apreciados; e crescimento com maior estabilidade, porém lento. Essas características merecem atenção, pois podem levar a algumas preocupações com a criança em idade pré-escolar, como: inapetência;

cáries dentárias; sobrepeso e obesidade; desnutrição energético-proteica; e carências nutricionais, principalmente de ferro, cálcio, zinco, vitamina A, vitamina D e fibras alimentares.

Nessa fase, a neofobia, dificuldade em aceitar novos alimentos, é muito comum. Assim, quando a criança não aceitar determinado alimento, é necessário que ela o prove novamente, de 8 a 10 vezes, com diferentes formas de preparo, temperos, texturas e cortes. O sabor doce, naturalmente, é o preferido das crianças, pois é inato ao ser humano. Já os outros sabores necessitam de treinamento, por isso deve-se insistir em todos eles.

Em toda a infância, as chantagens, os subornos, as recompensas e as punições para que a criança coma podem reforçar seu comportamento de recusa, portanto não devem ser praticados.

Nutrição do escolar

Essa fase inicia-se aos 6 anos de idade e vai até a puberdade, abrangendo o período escolar. O que, anteriormente, era inapetência se transforma em um ávido apetite, que deve ser equivalente ao estilo de vida da criança. O café da manhã é habitualmente negligenciado nessa fase. Outro ponto comum é o ganho de peso no período próximo à puberdade (meninos: entre 11 e 13 anos; meninas: entre 8 e 10 anos). Esse fato recebe o nome de repleção energética e se dá para que o estirão pubertário ocorra adequadamente.

As principais características de crianças em idade escolar são: maior independência; volume gástrico equivalente ao de adultos; crescimento estável e lento; apetite e ingestão de alimentos aumentados; maior socialização e influência alimentar dos amigos e da família; e comportamento sedentário. Nesse período, a obesidade (pelo sedentarismo) e a deficiência de micronutrientes (pela ingestão insuficiente de frutas, legumes e verduras e pelo consumo elevado de *fast food*, alimentos açucarados e refrigerantes) são os problemas mais comuns.

Para as crianças em fase escolar, deve-se incentivar uma alimentação variada, rica em frutas, legumes e verduras, incluindo todos os grupos alimentares, a fim de fornecer energia e nutrientes suficientes para seu crescimento e desenvolvimento. Outro estímulo importante é o da prática de atividades físicas.

Nutrição na adolescência

Período transitório entre a infância e a fase adulta, a adolescência vai dos 10 anos aos 19 anos e 11 meses de vida. Nessa fase, há um intenso desenvolvimento psicossocial, bem como significativas mudanças corporais, nas quais as características sexuais secundárias surgem. Justamente por ser uma época de constante desenvolvimento, as demandas nutricionais aumentam, portanto os profissionais envolvidos nos cuidados dessa fase devem avaliar a velocidade de crescimento e a maturação sexual para avaliar o estado nutricional dos indivíduos.

Nessa fase, deve-se trabalhar com prevenção, pois as complicações comuns são: anemia, bulimia nervosa, anorexia nervosa, desnutrição crônica, obesidade, aterosclerose e osteopenia.

A adolescência é comumente caracterizada pela alta ingestão de doces, embutidos, salgadinhos e refrigerantes e pelo baixo consumo de frutas, legumes, verduras, grãos integrais e leguminosas. Além do consumo alimentar desequilibrado, existe alta incidência de transtornos alimentares.

O desenvolvimento de adolescentes pode diferir de indivíduo para indivíduo, pois alguns se desenvolvem rapidamente e outros, de maneira mais lenta, o que influencia diretamente os estágios de desenvolvimento emocional, cognitivo e social. Portanto, para avaliar o adolescente, sugere-se pesquisar em qual estágio de maturação sexual de Tanner ele está (quadro 1).

Quadro 1. Desenvolvimento puberal de adolescentes dos sexos masculino e feminino segundo critérios de Tanner

Estágio	Sexo masculino		Sexo feminino	
	Pelos pubianos	Genitália	Pelos pubianos	Genitália
1	Ausência	Caracteres infantis	Ausência	Caracteres infantis
2	Pelos claros e finos	Aumento inicial do volume testicular, aumento discreto do pênis ou sem alteração	Ao longo dos grandes lábios, há a presença de pequena quantidade de pelos finos e lisos	Surgimento de brotos mamários, pequena saliência
3	Púbis coberta	Aumento do comprimento peniano, crescimento dos testículos e do escroto	Maior espessura e quantidade, pelos escuros e enrolados	Mama e aréola maiores, sem contornos
4	Como adulto, sem ampliação para as coxas	Aumento peniano em diâmetro	Como adulta, maior densidade, sem ampliação para as coxas	Mama e aréola maiores e mais contornadas
5	Como adulto, com ampliação para as coxas	Genitália desenvolvida por completo	Como adulta, com ampliação para as coxas	Aparência de adulta

Fonte: adaptado de Tanner (1962).

Nutrição do idoso

Demograficamente, a população idosa brasileira vem aumentando há décadas, em virtude da diminuição das taxas de fecundidade no país, e estima-se que, em 2030, uma em cada seis pessoas no mundo terá mais de 60 anos, idade inicial considerada para a fase idosa. Estatísticas mostram que a quantidade de pessoas com mais de 80 anos de idade que vivem com incapacidade aumentou cerca de 77% na última década e meia. Esse fato gera, cada vez mais, a necessidade de cuidados especiais para a fase idosa, pois há grande prevalência das doenças crônicas não transmissíveis.

Por conta do cenário apresentado, a Organização Pan-Americana da Saúde (OPAS) iniciou, em 2021, a Década do Envelhecimento Saudável nas Américas, que vai até 2030. Esse projeto reúne governos, sociedade civil, profissionais, agências internacionais, instituições, mídia e setor privado para uma década de ações, a fim de melhorar a qualidade de vida de pessoas idosas e, consequentemente, de seus familiares e das comunidades onde residem.

Uma das principais características dos idosos é a perda de capacidades e funcionalidades, como a perda de equilíbrio, que leva a quedas e os torna vulneráveis. O aparecimento de doenças e deficiências físicas, sensoriais e intelectuais são comuns ao longo do processo de envelhecimento, repercutindo diretamente na saúde, na independência e na qualidade de vida do idoso. Dado esse cenário, a prevenção e um contexto que envolva atividade física, intelectual e social, bem como uma alimentação e uma nutrição adequadas, podem levar a uma melhor qualidade de vida nessa fase, em que há diversas alterações fisiológicas, como: déficits na função cardíaca e respiratória, alterações no fígado, diminuição da filtração glomerular e déficits no sistema nervoso central.

No que tange especificamente à nutrição, a composição corporal é modificada nessa fase, com maior índice de gordura e menor massa muscular. Há uma adequação do índice de massa corporal (IMC), em que a eutrofia passa a ser considerada dentro do intervalo entre 22 kg/m^2 e 27 kg/m^2. No sistema digestório, começando pela boca, é comum que idosos percam dentes e utilizem próteses, que podem levar a uma dificuldade na mastigação. Junto a esse fato, há a diminuição de saliva, a redução de olfato e a atrofia das papilas gustativas. Tudo isso pode ocasionar uma importante diminuição na ingestão alimentar dos idosos.

No esôfago, há uma diminuição do peristaltismo, podendo causar desconforto. Já no estômago, a motilidade gástrica fica reduzida, e a mucosa gástrica fica atrofiada, com redução de enzimas digestivas e ácido clorídrico. Portanto, a digestão também fica comprometida. As vilosidades intestinais encontram-se atrofiadas no intestino delgado; assim, a absorção de alguns nutrientes pode ficar comprometida, e o idoso pode desenvolver diarreia. Há alterações na região do intestino grosso, que podem levar a constipação, e o pâncreas tem uma diminuição na produção enzimática, em especial a insulina, o que pode acarretar diabetes mellitus senil. Portanto, são recomendadas uma dieta individualizada e, no geral, uma alimentação rica em frutas, verduras, legumes, fibras e água.

Avaliação nutricional

A avaliação nutricional tem como princípio avaliar o estado nutricional e metabólico de indivíduos e coletividades, realizando ações que visem à recuperação ou à manutenção do estado nutricional e da saúde.

No atendimento ambulatorial, hospitalar ou até mesmo domiciliar, a triagem nutricional, quando é realizada nas primeiras 24 horas, pode identificar o risco nutricional, ou seja, pacientes que apresentam condições, diagnósticos ou indicadores no estado nutricional que podem potencializar o risco de morbimortalidade.

São considerados fatores de risco nutricional:

- Idade acima de 70 anos.
- Perda de peso nos últimos seis meses (≥ 10%), se for paciente eutrófico.
- Presença de diarreia, vômito ou outras alterações digestivas.
- Falta de apetite e problemas ao comer, como mastigar e engolir os alimentos.

- Alergia alimentar.
- Quimioterapia.
- Diagnóstico clínico de alto risco nutricional, como: complicações pós-operatórias, infecções, aids, úlcera por pressão, acidente vascular encefálico, colite ulcerativa, doença de Crohn, pancreatite, câncer no trato digestivo ou na cabeça, no pescoço ou no pulmão, insuficiência cardíaca congestiva graus III e IV, insuficiência renal, insuficiência respiratória por doença pulmonar obstrutiva crônica, cirurgias digestivas, cirrose, insuficiência hepática, distúrbios metabólicos graves como diabetes descompensado (glicemia acima de 140 mg/dL), dislipidemias graves, IMC abaixo de 18,5 kg/m² ou acima de 30 kg/m² e necessidade de nutrição enteral ou parenteral.

Além disso, existem circunstâncias ou situações que contribuem para a desnutrição (quadro 2).

Quadro 2. Condições clínicas que podem ocasionar desnutrição

Variável	Ocorrência
Baixa ingestão alimentar	Insegurança alimentar, transtornos alimentares, dietas restritivas, alcoolismo
Dificuldade de absorção	Doenças inflamatórias intestinais, síndrome do intestino irritável, intestino curto, diarreia, anemia perniciosa, interação droga-nutriente, genética
Carências nutricionais por perdas	Fístulas, hemorragias, diálise, diarreia, vômito, problemas renais
Aumento da demanda energética	Gestação, lactação, crescimento, traumatismo, queimaduras, sepse, febre, hipertireoidismo, atividade física extenuante

Fonte: adaptado de Caruso e Marucci (2015).

Os principais instrumentos utilizados para executar a triagem nutricional atualmente estão descritos no quadro 3.

Quadro 3. Vantagens e desvantagens dos principais instrumentos de triagem nutricional

Instrumento	Indicação	Vantagens	Desvantagens
NRS 2002	Pacientes hospitalizados	Pode ser usado em qualquer paciente hospitalizado.	Instrumento voltado para uso hospitalar.
		Resultados relacionados com o tempo de internação.	
		Identifica risco de desnutrição, morbidade e mortalidade.	
ASG	Pacientes hospitalizados, ambulatoriais ou domiciliares	Rápido, de baixo custo e de fácil execução.	A precisão diagnóstica depende do avaliador.
		Pode ser usado em qualquer paciente.	Ausência de critérios quantitativos.
		Identifica pacientes em risco nutricional.	
MAN	Idosos hospitalizados ou institucionalizados	Rápido, de baixo custo e não invasivo.	Instrumento direcionado a idosos franceses institucionalizados (necessidade de adaptar à cultura brasileira).
		Permite a avaliação do estado nutricional.	O avaliador precisa ser bem treinado para não induzir respostas.
STRONG KIDS	Crianças hospitalizadas	Identifica pacientes em risco nutricional.	As perguntas só podem ser respondidas pelo médico ou nutricionista.
		Único instrumento para pediatria com tradução validada para a língua portuguesa.	
		Determina a intervenção a ser realizada pelo escore de risco.	

(cont.)

Nutrição e alimentação saudável

Instrumento	Indicação	Vantagens	Desvantagens
MST	Pacientes hospitalizados, ambulatoriais ou domiciliares	Pode ser aplicado por qualquer profissional, pelo cuidador ou até mesmo pelo próprio paciente.	Não inclui dados antropométricos, laboratoriais e objetivos.
		Simples e de baixo custo.	Pouco abrangente quanto ao estado de saúde do paciente.
		Pode ser facilmente adaptado.	Dados mais subjetivos.
MUST	Pacientes hospitalizados, ambulatoriais ou domiciliares	Rápido, de baixo custo e de fácil execução.	Baixa sensibilidade e baixa especificidade.
		Não invasivo.	Pode levar a diagnósticos equivocados por superestimar o IMC.

A triagem nutricional permite que a conduta seja iniciada o mais rapidamente possível e possibilita a pronta recuperação do paciente. É um instrumento de baixo custo e fácil aplicação, que define o nível de assistência a ser prestado e antecede a avaliação nutricional. São três os níveis de assistência:

1. **Primário:** pacientes cuja doença de base ou comorbidade apresentada não necessite de prescrição dietética específica e que não apresentam fatores de risco nutricional.

2. **Secundário:** pacientes cuja doença de base ou comorbidade apresentada não necessite de prescrição dietética específica, porém apresentam fatores de risco nutricional correlacionados; ou pacientes cuja doença de base ou comorbidade apresentada necessite de prescrição dietética específica e que não apresentam fatores de risco nutricional correlacionados.

3. **Terciário:** pacientes cuja doença de base ou comorbidade apresentada necessite de prescrição dietética específica e que apresentam fatores de risco nutricional correlacionados.

A avaliação nutricional é um passo fundamental no atendimento ou na assistência nutricional. Embora tenha surgido no ambiente hospitalar, seu uso é muito importante em outros grupos populacionais, como esportistas, atletas e gestantes, e em todas as pessoas nos diferentes ciclos da vida: crianças, adolescentes, adultos e idosos, nas mais diversas condições físicas e de saúde. É a etapa que antecede o diagnóstico nutricional e a prescrição ou intervenção dietética. Uma avaliação nutricional bem-feita é fundamental para um diagnóstico assertivo e uma conduta nutricional correta.

A avaliação nutricional reúne informações da anamnese nutricional, dados antropométricos, exames bioquímicos, semiologia ou análise de sinais e sintomas e dados dietéticos provenientes de inquéritos alimentares. O técnico em nutrição e dietética auxilia tanto nas atividades de triagem nutricional como na antropometria para a avaliação nutricional a ser executada pelo nutricionista.

Anamnese

A anamnese é uma entrevista realizada pelo profissional de saúde que associa informações subjetivas e objetivas, fundamentais para o diagnóstico nutricional. São reunidos dados socioeconômicos como endereço, profissão, gênero e idade do paciente. Além disso, dados fisiológicos como história clínica, tratamento médico anterior, histórico familiar, queixa principal e motivo da consulta também fazem parte da entrevista.

Na anamnese, também são reunidos dados antropométricos, exames bioquímicos recentes, rastreamento metabólico de sinais e sintomas que correlacionam excessos ou carências nutricionais e dados relativos aos hábitos alimentares do paciente.

É importante entender que, nesse momento, criar uma boa sintonia, baseada na escuta ativa e na empatia, e estabelecer um bom relacionamento torna-se tão importante quanto as informações coletadas. Um ambiente calmo, confortável e acolhedor ajuda. Entrevistas muito longas devem ser evitadas, e o entrevistador deve ter uma postura profissional e utilizar uma linguagem adequada, ou seja, fazer-se entender, respeitar as diferenças e não julgar comportamentos ou atitudes do paciente.

Antropometria

A palavra "antropometria" vem do grego *antropo*, que significa homem, e de *metria*, medida. A antropometria tem como objetivo avaliar as medidas das dimensões físicas de um indivíduo. É um método não invasivo, geralmente de baixo custo, que permite identificar risco nutricional ou mudanças do estado nutricional. O avaliador, quando bem treinado, pode executar as medidas de maneira simples e segura.

As medidas corporais podem ser utilizadas de maneira combinada ou individualmente e coletadas com o uso de equipamentos após a anamnese. Em adultos, as principais medidas utilizadas são o peso ou a massa corporal, a estatura ou o comprimento, as circunferências ou os perímetros corporais e as pregas ou as dobras cutâneas.

Na avaliação antropométrica, além das medidas, são utilizados os índices, combinações de uma ou mais medidas, por exemplo, o índice de massa corporal, que é a relação entre o peso e o quadrado da estatura, os índices de crescimento e desenvolvimento, como o peso por idade ou o peso por estatura, entre outros. Os principais índices e medidas estão descritos no quadro 4.

Quadro 4. Principais índices e medidas utilizados na avaliação antropométrica

Índice/medida	Descrição
Massa corporal ou peso	Soma de todas as medidas corporais (ossos, músculos, gordura e água)
Estatura, comprimento ou altura	Dimensão linear ou longitudinal do corpo humano

(cont.)

Índice/medida	Descrição
Índice de massa corporal	Obtido pela divisão do peso (em quilos) pelo quadrado da altura (em centímetros)
Dobras cutâneas	Medem a quantidade de tecido adiposo subcutâneo
Circunferências ou perímetros	Perímetro máximo de uma parte do corpo, medido em ângulo reto em relação ao seu maior eixo

Os principais instrumentos ou ferramentas utilizados para a avaliação antropométrica são:

- **Balança:** determina a massa corporal ou peso. Pode ser mecânica, eletrônica ou até de bioimpedância, que avalia a composição corporal.
- **Estadiômetro:** define a altura ou estatura. Pode ser de parede, portátil ou até mesmo eletrônico.
- **Adipômetro:** também conhecido como compasso ou plicômetro, mede as dobras cutâneas, que, aplicadas em equações preditivas, avaliam a adiposidade corporal.
- **Fita métrica:** utilizada para estabelecer circunferências ou perímetros. Deve ser de material flexível.

Os indicadores são os resultados ou interpretações dos índices ou medidas. Eles seguem um padrão de referência. Alguns exemplos de indicadores são: sobrepeso, peso elevado para a idade, baixo peso, estatura adequada para a idade, etc.

Com a avaliação antropométrica, é possível mensurar a massa corporal por meio do peso e determinar a estatura e as dimensões lineares. Também é possível estimar a quantidade de gordura e de massa muscular e avaliar a composição corporal. Para isso, são utilizadas medidas como circunferências e dobras cutâneas ou até equipamentos como a balança de bioimpedância, que tem um custo maior.

No exame de bioimpedância, uma corrente elétrica alternante de baixa intensidade é conduzida através do corpo. A bioimpedância deve ser realizada com o paciente em jejum de pelo menos 4 horas, sem exercício físico por 12 horas, sem ingestão de álcool por 24 horas e de preferência sem a utilização de diuréticos por uma semana, e as mulheres devem realizar esse exame entre o 7º e o 21º dia do ciclo menstrual. É um método que não depende da habilidade do examinador, mas pode ser influenciado por diversos fatores, como:

- temperatura ambiente;
- realização de exercício físico;
- consumo de alimentos e bebidas;
- grau de hidratação;
- menopausa; e
- ciclo menstrual.

O modelo de bioimpedância octopolar não tem tanta influência da hidratação corporal como os modelos bipolar e tetrapolar, pois é mais preciso na avaliação da composição corporal de idosos, normalmente com maior perda de massa muscular, e de crianças e adolescentes, com maior hidratação da massa livre de gordura.

A antropometria, um dos pilares da avaliação nutricional, não deve ser utilizada isoladamente no diagnóstico nutricional. Além disso, condições clínicas como edema, por exemplo, podem comprometer os resultados. A avaliação antropométrica também não permite identificar carências nutricionais de maneira específica, a depender do estado de saúde e de hidratação do paciente. Outro ponto importante é que as medidas antropométricas nem sempre podem ser obtidas em todas as pessoas, pois deve ser considerado o estado metabólico e funcional dos pacientes.

Exames laboratoriais

Os exames laboratoriais são uma etapa importante da avaliação nutricional, pois contribuem para o diagnóstico nutricional e uma conduta dietética assertiva. A Lei nº 8.234/1991 (BRASIL, 1991), em seu artigo 4º, inciso VIII, estabelece que a solicitação dos exames laboratoriais pelo nutricionista é fundamental para o acompanhamento dietoterápico.

De acordo com a Resolução CFN nº 306/2003 (CFN, 2003):

> Art. 1º Compete ao nutricionista a solicitação de exames laboratoriais necessários à avaliação, à prescrição e à evolução nutricional do cliente/paciente.
>
> Art. 2º O nutricionista, ao solicitar exames laboratoriais, deve avaliar adequadamente os critérios técnicos e científicos de sua conduta, estando ciente de sua responsabilidade frente aos questionamentos técnicos decorrentes.

O nutricionista, de acordo com essa resolução, deverá:

> I. considerar o cliente-paciente globalmente, respeitando suas condições clínicas, individuais, socioeconômicas e religiosas, desenvolvendo a assistência integrada junto à equipe multiprofissional;
>
> II. considerar diagnósticos, laudos e pareceres dos demais membros da equipe multiprofissional, definindo com estes, sempre que pertinente, outros exames laboratoriais;
>
> III. atuar considerando o cliente-paciente globalmente, desenvolvendo a assistência integrada à equipe multidisciplinar;
>
> IV. respeitar os princípios da bioética;
>
> V. solicitar exames laboratoriais cujos métodos e técnicas tenham sido aprovados cientificamente (CFN, 2003).

Os principais exames e parâmetros solicitados são:

- **Hemograma completo:** essencial para avaliar inflamação, infecções e leucemias e identificar anemias. É composto por eritrócitos (glóbulos vermelhos), plaquetas e leucócitos (glóbulos brancos).
- **Proteínas totais:** refletem o estado nutricional e podem indicar desnutrição. Exemplos: albumina, transferrina, pré-albumina e proteína transportadora de retinol (*retinol-binding protein* – RBP).
- **Manejo do diabetes:** doença que tem como características aumento de glicose no sangue e defeito na secreção de insulina ou ineficiência desse hormônio. Os exames desse grupo são: glicose em jejum, hemoglobina glicada (HbA1c), índices de HOMA e teste de tolerância oral à glicose (TTOG).
- **Parâmetros de função renal:** fundamentais para avaliar pacientes internados ou com doenças hipercatabólicas. São eles: creatinina, ureia e ácido úrico.
- **Perfil lipídico:** importante para avaliar as modificações lipídicas ou dislipidemias e doenças cardiovasculares. Normalmente tem como causas fatores genéticos, sedentarismo e maus hábitos alimentares. Exemplos: colesterol total, lipoproteína de baixa densidade (LDL-colesterol), lipoproteína de muito baixa densidade (VLDL-colesterol), triglicerídeos (TG), lipoproteína de alta densidade (HDL-colesterol) e colesterol não HDL.
- **Parâmetros de função hepática:** marcadores de inflamação e função hepática. São eles: alanina aminotransferase (ALT), aspartato-aminotransferase (AST), fosfatase alcalina (FA) e gamaglutamil-transferase (GGT), bilirrubina e testes de coagulação (atividade de protrombina).
- **Avaliação de micronutrientes, vitaminas e minerais**: são importantes em diversas funções e podem atuar como cofatores do metabolismo. Exemplos: vitamina D, ácido fólico, vitamina B_{12}, cálcio, ferro, magnésio, sódio e potássio.

De acordo com o Conselho Federal de Nutricionistas (CFN), os exames laboratoriais são importantes para o diagnóstico nutricional, complementam a avaliação nutricional e contribuem para a prescrição dietética.

Semiologia nutricional

A semiologia é o estudo de sinais e sintomas. Os sinais refletem as manifestações clínicas de uma doença observadas pelo profissional de saúde. Já os sintomas são reações subjetivas, percebidas pelo paciente e não observadas pelo profissional. A semiologia nutricional, mais especificamente, é o estudo de sinais e sintomas relacionados ao estado nutricional.

O nutricionista, por meio da anamnese nutricional, identifica os sintomas clínicos e, por meio do exame físico, analisa os sinais clínicos, que vão contribuir para o diagnóstico nutricional. Os principais sinais clínicos observados estão descritos no quadro 5.

Quadro 5. Sinais clínicos observados no exame físico

Sinais observados	Locais/regiões ou características
Massa muscular	Clavicular, deltoide, trapézio, escápula, arcos costais, panturrilha, região temporal, adutor do polegar
Gordura subcutânea	Tríceps, bíceps, clavicular, suborbital
Coloração alterada	Mucosas, pele, conjuntiva
Edema	Tornozelo, joelho, sacral
Formato do abdômen	Plano, distendido, escavado e ascite

Fonte: adaptado de Mussoi (2014).

Ao finalizar o exame físico, o nutricionista consegue verificar se o paciente está com peso elevado ou baixo peso e se tem edema, desidratação e coloração das mucosas relacionadas com carência de vitaminas. Também pode identificar sinais de desnutrição, como perda de tecido subcutâneo

Nutrição e alimentação saudável

na face, na cintura, no tríceps e nas coxas e perda de massa muscular nos músculos quadríceps e deltoide. Outro ponto importante da semiologia nutricional é identificar alterações no apetite, pois, além de implicarem no estado nutricional, podem acarretar deficiências nutricionais.

As deficiências nutricionais mais comuns são exteriorizadas em cabelos, face, olhos, lábios, gengiva, língua, unhas e músculos das costas (quadro 6).

Quadro 6. Fatores de risco nutricional considerados no exame físico

Região	Sinais	Possível deficiência nutricional ou causa
Cabelos	Com queda acentuada, sem brilho e fáceis de arrancar	Desnutrição proteico-energética, ferro, zinco ou vitaminas do complexo B
Face	Pele escura sobre as bochechas e sob os olhos, perda de massa muscular nas têmporas	Niacina (vitamina B_3), vitaminas do complexo B e desnutrição
	Seborreia nasolabial	Niacina (vitamina B_3), riboflavina (vitamina B_2), piridoxina (vitamina B_6)
	Inchaço no rosto (edematosa)	Deficiência proteica
	Cara de lua	Uso de corticosteroide
	Palidez	Desnutrição, ferro, cobalamina (vitamina B_{12})
Olhos	Membranas oculares pálidas	Ferro
	Manchas branco-acinzentadas (manchas de Bitot); perda de brilho e secura da córnea e/ou conjuntiva (xerose), amolecimento da córnea (queratomalacia)	Vitamina A
Lábios	Secura, descamação, manchas brancas (queilose), edema	Niacina (vitamina B_3), riboflavina (vitamina B_2)
	Fissuras angulares	Niacina (vitamina B_3), riboflavina (vitamina B_2), piridoxina (vitamina B_6), ferro

(cont.)

81

Região	Sinais	Possível deficiência nutricional ou causa
Gengiva	Esponjosa, com sangramento e vermelhidão anormal	Vitamina C
Língua	Vermelha, em carne viva, fissurada (glossite)	Niacina (vitamina B_3), riboflavina (vitamina B_2), piridoxina (vitamina B_6), ferro, cobalamina (vitamina B_{12}), folato (vitamina B_9)
Língua	Pálida, atrófica, escorregadia (atrofia das papilas)	Niacina (vitamina B_3), ferro, cobalamina (vitamina B_{12}), folato (vitamina B_9)
Língua	Cor magenta	Riboflavina (vitamina B_2)
Unhas	Pálidas	Ferro, vitamina C, vitamina A, vitamina E, zinco e vitaminas do complexo B
Unhas	Ressecadas e quebradiças	Vitamina A, deficiência proteica, cálcio
Unhas	Não crescem	Vitamina A, zinco
Unhas	Finas e quebradiças	Desnutrição proteico-energética
Unhas	Com linhas horizontais e frágeis	Vitaminas do complexo B
Unhas	Em forma de colher, frágeis e sulcadas	Ferro
Músculos das costas	Proeminências ósseas na região da escápula	Desnutrição proteico-energética

Fonte: adaptado de Paola (2009).

Além dos sinais físicos, todos os sintomas relacionados ao trato gastrointestinal (constipação, diarreia, náuseas, vômito, dor estomacal ou intestinal, refluxo, gases, entre outros) devem ser incluídos na anamnese nutricional. Portanto, a semiologia nutricional é fundamental para o diagnóstico nutricional e a posterior conduta dietética.

Avaliação da ingestão alimentar

A avaliação da ingestão alimentar tem como objetivo conhecer e avaliar de maneira qualitativa ou quantitativa a rotina alimentar do paciente. Além de estabelecer o hábito alimentar, consegue verificar se a ingestão de alimentos e de nutrientes está adequada ou inadequada. Os métodos são também chamados de inquéritos alimentares, e todos eles apresentam vantagens e desvantagens (quadro 7).

É possível avaliar quantitativamente a ingestão de nutrientes com o recordatório de 24 horas (R24h) e o registro ou diário alimentar (DA), o consumo de alimentos ou grupos alimentares com o questionário de frequência alimentar (QFA) e o padrão alimentar com a história alimentar (HA).

O R24h determina a ingestão alimentar do paciente nas 24 horas antecedentes ou no dia anterior e é realizado durante a consulta nutricional. No DA, o próprio paciente ou responsável registra os alimentos, as preparações e as bebidas no decorrer de um ou mais dias, em meio a sua própria rotina.

O QFA é constituído por uma análise da frequência de consumo (dia, semana, mês) de uma relação de alimentos, sendo muito utilizado em pesquisas que relacionam os hábitos alimentares e as doenças crônicas não transmissíveis. Já a HA é uma longa entrevista que tem por objetivo coletar informações detalhadas sobre a rotina alimentar atual e anterior do paciente.

Os indicadores dietéticos são fundamentais para nortear a conduta e o plano alimentar, bem como para acompanhar a evolução do estado nutricional do paciente. A avaliação da ingestão dietética é uma atividade privativa do nutricionista e contribui para estabelecer um bom relacionamento entre o profissional e o paciente.

Quadro 7. Vantagens e desvantagens dos inquéritos alimentares

Inquérito alimentar	Vantagens	Desvantagens
R24h	Rápido, baixo custo	Depende da memória do entrevistado
R24h	Pode ser usado em qualquer paciente	O entrevistador precisa ser treinado para não induzir respostas
R24h	Não modifica a ingestão habitual	Um único R24h não determina a dieta habitual e pode ser incomum
DA	Não depende de memória, pois o registro é feito no horário da refeição	O paciente pode alterar o consumo, porque sabe que será avaliado
DA	Possibilidade menor de erro quando bem orientado	Necessita de tempo e comprometimento; os homens têm menor adesão
DA	Avalia o consumo atual	Restos podem ser contabilizados como ingestão
DA	Diferencia alimentos, preparações e horários das refeições	Pode ser difícil definir as porções; é preciso conhecer as medidas caseiras
QFA	Baixo custo, avalia a ingestão habitual	Depende da memória do entrevistado
QFA	Não modifica o padrão de consumo	É necessário o entrevistado ter habilidade em estimar o consumo médio
QFA	Exclui as alterações de consumo diárias	Não define a ingestão absoluta e não é o melhor método quantitativo
QFA	Simples de tabular as respostas	Complexo para desenvolver; lista grande de alimentos e preparações
HA	Exclui as alterações de consumo diárias	O profissional precisa ser experiente
HA	Estima a sazonalidade	Depende da memória do entrevistado
HA	Avalia de forma qualitativa e quantitativa	Requer tempo para aplicar

Fonte: adaptado de Fisberg, Marchioni e Colucci (2009).

Diagnóstico nutricional

Resumidamente, o diagnóstico nutricional (DN) é a caracterização do estado nutricional. O DN identifica uma ou mais intercorrências relativas à nutrição. Todo DN deve ter a perspectiva de ser solucionado, a partir da dietoterapia ou da conduta nutricional, ou seja, um DN pode mudar de acordo com a reação de um paciente à intervenção.

O diagnóstico nutricional deve ser elaborado a partir da análise da avaliação nutricional, que inclui a anamnese, os dados antropométricos, os exames bioquímicos, a semiologia e os dados dietéticos. Quanto mais objetivo for o DN, mais adequada é a intervenção diante dos objetivos pretendidos.

O DN identifica o objetivo do acompanhamento nutricional. Ele deve ser realizado com linguagem técnica pertinente e contemplar de maneira resumida os dados referentes à avaliação nutricional.

Referências

ACCIOLY, Elizabeth; SAUNDERS, Claudia; LACERDA, Elisa Maria de Aquino. **Nutrição em obstetrícia e pediatria**. 2. ed. Rio de Janeiro: Guanabara Koogan, 2009.

ADAMI, Fernanda Scherer; CONDE, Simara Rufatto. **Alimentação e nutrição nos ciclos da vida**. Lajeado: Univates, 2016.

ASSOCIAÇÃO BRASILEIRA PARA O ESTUDO DA OBESIDADE E DA SÍNDROME METABÓLICA (ABESO). **Diretrizes brasileiras de obesidade**. 4. ed. São Paulo: Abeso, 2016. Disponível em: https://abeso.org.br/wp-content/uploads/2019/12/Diretrizes-Download-Diretrizes-Brasileiras-de-Obesidade-2016.pdf. Acesso em: 19 out. 2021.

BRASIL. **Lei nº 8.234, de 17 de setembro de 1991**. Regulamenta a profissão de Nutricionista e determina outras providências. Brasília, DF, 1991. Disponível em: http://www.planalto.gov.br/ccivil_03/leis/1989_1994/l8234.htm. Acesso em: 13 ago. 2021.

BRASIL. Ministério da Saúde. **Dez passos para uma alimentação saudável**: guia alimentar para menores de dois anos – um guia para o profissional da saúde na atenção básica. 2. ed. Brasília, DF: Ministério da Saúde, 2010. (Série A. Normas e Manuais

Técnicos.) Disponível em: http://www2.maringa.pr.gov.br/sistema/arquivos/10passos.pdf. Acesso em: 20 nov. 2021.

BRASIL. Ministério da Saúde. **Guia alimentar para crianças brasileiras menores de 2 anos.** Brasília, DF: Ministério da Saúde, 2019. Disponível em: http://189.28.128.100/dab/docs/portaldab/publicacoes/guia_da_crianca_2019.pdf. Acesso em: 20 nov. 2021.

BRASIL. Ministério da Saúde. **Saúde da criança**: aleitamento materno e alimentação complementar. Brasília, DF: Ministério da Saúde, 2015 (Cadernos de Atenção Básica, nº 23). Disponível em: https://bvsms.saude.gov.br/bvs/publicacoes/saude_crianca_aleitamento_materno_cab23.pdf. Acesso em: 20 nov. 2021.

CARUSO, Lúcia; MARUCCI, Maria de Fátima Nunes. Triagem nutricional: abordagem na prática clínica. *In*: ROSSI, Luciana; CARUSO, Lúcia; GALANTE, Andrea Polo. **Avaliação nutricional**: novas perspectivas. 2. ed. Rio de Janeiro: Guanabara Koogan, 2015.

CHARNEY, Pamela; STEIBER, Alison. Visão geral do diagnóstico e intervenção nutricionais. *In*: MAHAN, L. Kathleen; RAYMOND, Janice L. **Krause**: alimentos, nutrição e dietoterapia. 14. ed. Rio de Janeiro: Elsevier, 2018. p. 158-172.

CONSELHO FEDERAL DE NUTRICIONISTAS (CFN). **Recomendação nº 005, de 21 de fevereiro de 2016.** CFN, 2016. Disponível em: https://www.cfn.org.br/index.php/noticias/cfn-divulga-recomendacao-sobre-exames-laboratoriais/. Acesso em: 13 ago. 2021.

CONSELHO FEDERAL DE NUTRICIONISTAS (CFN). **Resolução CFN nº 306, de 24 de março de 2003.** Dispõe sobre solicitação de exames laboratoriais na área de Nutrição Clínica, revoga a Resolução CFN nº 236, de 2000 e dá outras providências. CFN, 2003. Disponível em: https://www.cfn.org.br/wp-content/uploads/resolucoes/Res_306_2003.htm. Acesso em: 13 ago. 2021.

COZZOLINO, Silvia Maria Franciscato; COMINETTI, Cristiane. **Bases bioquímicas e fisiologia da nutrição nas diferentes fases da vida na saúde e na doença.** Barueri: Manole, 2013.

FERREIRA, Camila Duarte *et al*. **Ciclos da vida.** Salvador: Sanar, 2016.

FIDELIX, Marcia Samia Pinheiro (org.). **Manual orientativo**: sistematização do cuidado de nutrição. São Paulo: Associação Brasileira de Nutrição, 2014.

FISBERG, Regina Mara; MARCHIONI, Dirce Maria Lobo; COLUCCI, Ana Carolina Almada. Avaliação do consumo alimentar e da ingestão de nutrientes na prática clínica. **Arquivos Brasileiros de Endocrinologia & Metabologia**, [s. l.], v. 53, n. 5, p. 617-624, 2009. Disponível em: https://www.scielo.br/j/abem/a/y96PnbFww5kJDSfdYfpDsqj/?format=pdf&lang=pt. Acesso em: 10 ago. 2021.

FREIBERG, Clara K.; ROSSI, Luciana; CARAMICO, Deise C. Oliva. Antropometria e composição corporal. *In*: ROSSI, Luciana; CARUSO, Lúcia; GALANTE, Andrea Polo. **Avaliação nutricional**: novas perspectivas. 2. ed. Rio de Janeiro: Guanabara Koogan, 2015.

IRETON-JONES, Carol S. Ingestão: energia. *In*: MAHAN, L. Kathleen; RAYMOND, Janice L. **Krause**: alimentos, nutrição e dietoterapia. 13. ed. Rio de Janeiro: Elsevier, 2012. p. 19-31.

MARTINS, Beatriz Tenuta; BASÍLIO, Márcia Cristina; SILVA, Marco Aurélio. **Nutrição aplicada e alimentação saudável**. 1. ed. São Paulo: Editora Senac São Paulo, 2014.

MARTINS, Beatriz Tenuta; BASÍLIO, Márcia Cristina; SILVA, Marco Aurélio. Nutrição e saúde pública. *In*: MARTINS, Beatriz Tenuta; BASÍLIO, Márcia Cristina; SILVA, Marco Aurélio. **Nutrição aplicada e alimentação saudável**. 3. ed. São Paulo: Editora Senac São Paulo, 2019. *E-book*.

MAZEPA, Letícia. **Avaliação nutricional**. Curitiba: Contentus, 2020.

MELO, Camila Maria de. **Avaliação nutricional avançada**. São Paulo: Editora Senac São Paulo, 2018.

MELO, Sandra Soares. Definição e classificação dos nutrientes. *In*: ROSSI, Luciana; POLTRONIERI, Fabiana. **Tratado de nutrição e dietoterapia**. Rio de Janeiro: Guanabara Koogan, 2019. p. 3-8.

MUSSOI, Thiago Durand. **Avaliação nutricional na prática clínica**: da gestação ao envelhecimento. Rio de Janeiro: Guanabara Koogan, 2014.

OLIVEIRA, Tatiane V. de. Exames laboratoriais: prescrição e interpretação. *In*: ROSSI, Luciana; POLTRONIERI, Fabiana. **Tratado de nutrição e dietoterapia**. Rio de Janeiro: Guanabara Koogan, 2019. p. 411-418.

ORGANIZAÇÃO PAN-AMERICANA DA SAÚDE (OPAS). **Década do Envelhecimento Saudável 2020-2030**. Brasília, DF, 2021. Disponível em: https://iris.paho.org/bitstream/handle/10665.2/52902/OPASWBRAFPL20120_por.pdf?sequence=1&isAllowed=y. Acesso em: 30 ago. 2022.

PAOLA, Dominick P. de. Nutrição e odontologia. *In*: SHILS, Maurice E. *et al*. **Nutrição moderna na saúde e na doença**. 2. ed. Barueri: Manole, 2009. p. 1.236-1.264.

PATERNEZ, Ana Carolina Almada Colucci. Nutrição na vida adulta. *In*: ROSSI, Luciana; POLTRONIERI, Fabiana. **Tratado de nutrição e dietoterapia**. Rio de Janeiro: Guanabara Koogan, 2019. p. 482-502.

ROSSI, Luciana. Antropometria. *In*: ROSSI, Luciana; POLTRONIERI, Fabiana. **Tratado de nutrição e dietoterapia**. Rio de Janeiro: Guanabara Koogan, 2019. p. 361-395.

SAMPAIO, Lílian Ramos *et al*. Antropometria. *In*: SAMPAIO, Lílian Ramos (org.). **Avaliação nutricional**. Salvador: EDUFBA, 2012. p. 73-87.

SOCIEDADE BRASILEIRA DE PEDIATRIA. **Posição da Sociedade Brasileira de Pediatria diante do Guia de Alimentação do Ministério da Saúde**. Rio de Janeiro: Sociedade Brasileira de Pediatria, 2019.

STIVANIN, S. C. B. **Desequilíbrio eletrolítico**: sódio, potássio e cloro. Seminário. Programa de Pós-Graduação em Ciências Veterinárias, Universidade Federal do Rio Grande do Sul, 2014. Disponível em: https://www.ufrgs.br/lacvet/site/wp-content/uploads/2014/11/eletrolitico.pdf. Acesso em: 9 set. 2021.

TANNER, J. M. **Growth at adolescence**. 2. ed. Oxford: Blackwell, 1962.

VITOLO, Márcia Regina (org.). **Nutrição**: da gestação ao envelhecimento. 3. ed. Rio de Janeiro: Rubio, 2010.

WHITNEY, Ellie; ROLFES, Sharon Rady. **Nutrição**: aplicações. v. 2. São Paulo: Cengage Learning, 2008.

capítulo 4

Nutrição clínica

Introdução à fisiopatologia e à dietoterapia

A fisiopatologia pode ser definida como o estudo dos mecanismos e das funções bioquímicas, fisiológicas e moleculares anormais de órgãos, sistemas ou tecidos do corpo humano e suas evoluções no processo de uma doença.

Além dos tratamentos médico, farmacológico e até mesmo cirúrgico, a dietoterapia também atua como tratamento das fisiopatologias. Com a finalidade de prevenir, manter ou recuperar a saúde e a qualidade de vida de um indivíduo, a dietoterapia utiliza os conceitos da nutrição de acordo com as necessidades nutricionais de um paciente frente a uma doença.

Com o objetivo de proporcionar uma dieta padrão normal, fazer o mínimo de intervenções possíveis e oferecer nutrientes adequados à doença, a prescrição dietoterápica deve sempre considerar o estado nutricional do paciente, seus hábitos alimentares e culturais, suas condições psicológicas e sua situação socioeconômica. Pode ser necessário o uso de dietas modificadas, mas sempre tendo em vista que o ideal é que elas sejam utilizadas em períodos curtos.

Vias de administração

Para a prescrição dietética, em primeiro lugar, deve ser determinada a via de administração. Seja qual for a doença, a dieta via oral, a mais fisiológica para o trato gastrointestinal (TGI), deve ser sempre a meta final. Os pacientes cujo sistema digestivo esteja funcionando e que consigam comer pelo menos 60% ou ⅔ do valor calórico total (VCT) devem ser estimulados a se alimentar via oral, mesmo que tenham que ser feitas mudanças na dieta ou que tenham que ser ofertados suplementos alimentares.

A composição e a consistência variam na nutrição oral (NO) de acordo com a condição clínica e a dietoterapia. Entretanto, se o paciente, mesmo com as modificações da dieta e o uso de suplementos, está em risco nutricional ou perdendo peso e a ingestão via oral for menor que 60% do VCT por mais de 5 dias, seja por lesão oral ou dificuldade de comer, deglutir, entre outras intercorrências, a nutrição enteral (NE) pode ser recomendada.

Diante da impossibilidade de alimentação via oral ou enteral, pacientes em risco nutricional e que não conseguem atingir o VCT por 7 a 10 dias, ou que não querem se alimentar (por exemplo, em casos de anorexia grave), são candidatos à nutrição parenteral (NP), conforme apresentado na figura 1.

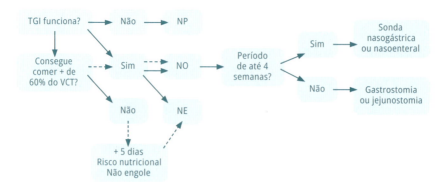

Figura 1. Fluxograma das vias de administração

Nutrição oral

A alimentação via oral, por ser mais fisiológica, deve ser sempre a mais estimulada. Comemos não somente por questões biológicas: a comida também é cultura, família, relacionamento, comportamento, prazer. Somos indivíduos biopsicossociais, e, mesmo quando o objetivo é recuperar o estado nutricional em pacientes doentes e fazer a prescrição dietética, isso sempre deve ser considerado.

O papel do profissional de nutrição vai além de garantir as necessidades nutricionais. As atribuições comportamentais da comida são de suma importância, principalmente em pacientes doentes, e devem ser respeitadas, mesmo que sejam feitas modificações na consistência ou na composição da dieta.

Antes de estabelecer a dieta, é preciso considerar:

- hábitos alimentares do paciente;
- cultura e condição socioeconômica;
- histórico clínico da doença;
- integridade do trato gastrointestinal; e
- conduta dietoterápica de acordo com o diagnóstico clínico e nutricional.

Em situações nas quais os sinais e os sintomas alteram o comportamento alimentar, a dieta prescrita e até mesmo as preferências alimentares podem não ser toleradas pelo paciente. Nesses casos, a equipe de terapia nutricional deve adaptar a alimentação do enfermo de acordo com a sua aceitação, realizando as modificações necessárias. Algumas intercorrências podem prejudicar a alimentação via oral:

- baixa ingestão alimentar;
- perda de apetite;

- náuseas;
- diarreia;
- vômito;
- diminuição de estímulos sensoriais relacionados à alimentação, como cheiro, sabor, textura e saciedade;
- dor ou dificuldade para engolir;
- problemas de dentição;
- fatores psicossociais;
- complicações decorrentes de radioterapia e quimioterapia;
- aversões alimentares; e
- doenças neurológicas.

Para uma conduta assertiva, a avaliação nutricional deve ser bem executada. A anamnese e o uso dos inquéritos alimentares são fundamentais para priorizar a alimentação via oral. Além disso, o profissional de nutrição deve ter o entendimento de que o cuidado humanizado na saúde – ou seja, considerar o paciente como único, respeitando suas vontades e as de seus familiares – é importante para a recuperação do estado nutricional e da saúde.

A dieta via oral deve ser adequada às condições do paciente. Ela pode ser com ou sem suplemento nutricional, e, em alguns casos, pode ser incluída a alimentação por sonda (enteral ou parenteral). As dietas podem sofrer modificações qualitativas e quantitativas.

A dieta modificada é uma adaptação frente a intercorrências do TGI ou de outros órgãos e sistemas do corpo humano. As adaptações podem ser nos nutrientes, no valor energético e em relação às características físicas da dieta, como fracionamento, volume, temperatura e consistência.

Características químicas da dieta

As dietas podem ser modificadas em relação aos nutrientes e ao valor calórico total:

- **Dieta normocalórica:** dieta indicada para manter a saúde de um indivíduo, com quantidades normais, de acordo com o VCT do paciente.

- **Dieta hipocalórica:** dieta com restrição de calorias em relação ao VCT do paciente. Tem como objetivo proporcionar o balanço energético negativo e a perda de peso. Indicada para pacientes com sobrepeso e obesidade.

- **Dieta hipercalórica:** dieta com aumento de calorias, acima do VCT do paciente. Deve proporcionar o balanço energético positivo e o ganho de peso. Indicada para pacientes desnutridos, com baixo peso ou em risco nutricional.

- **Dieta normoproteica/normoglicídica/normolipídica:** dieta que possui quantidades normais de proteínas, carboidratos e lipídios, de acordo com o VCT do paciente.

- **Dieta hipoproteica:** dieta com redução de proteínas em relação ao VCT do paciente. O objetivo é impedir o acúmulo de compostos nitrogenados. Pode ser prescrita para pacientes com insuficiência renal crônica ou encefalopatia hepática, ou em situações em que o catabolismo proteico prejudique a condição clínica do indivíduo.

- **Dieta hiperproteica:** dieta com quantidades aumentadas de proteínas, com o objetivo de aumentar o balanço nitrogenado. Pode ser recomendada para pacientes com doença hipercatabólica e/ou em risco nutricional.

- **Dieta hipoglicídica:** dieta com redução de carboidratos em relação ao VCT do paciente. Pode ser indicada para pacientes com diabetes.

- **Dieta hiperglicídica:** dieta com aumento de carboidratos.

- **Dieta hipolipídica:** dieta com redução de gorduras, principalmente saturadas. É indicada para pacientes com ostomia no intestino, hipercolesterolemia, diverticulite, diarreia, síndrome do intestino curto, colecistite, colecistectomia e pancreatite.

- **Dieta hiperlipídica:** dieta com aumento de gorduras, principalmente de triglicerídeos de cadeia média (TCMs). Pode ser recomendada para tratamento de desnutrição grave, e nem sempre é hipercalórica.

- **Dieta rica/pobre em fibras:** depende da motilidade intestinal do paciente. Uma dieta pobre em fibras é recomendada para pacientes com problemas no TGI e que fizeram cirurgias de intestino, pois poupa o trabalho digestivo. Já uma dieta rica em fibras alimentares pode ser associada à melhora do perfil lipídico e glicêmico, diminuindo o risco de doenças cardiovasculares e obesidade.

- **Dieta restrita em líquidos:** pode ser indicada para pacientes com doença renal aguda e insuficiência cardíaca. Normalmente, também são restritos o sódio e o potássio.

- **Dieta rica/pobre em potássio:** uma dieta rica em potássio é recomendada para pacientes com períodos longos de balanço nitrogenado, pós-operatórios, desnutrição, perdas no TGI, alcalose metabólica e insuficiência cardíaca. Uma dieta pobre em potássio é indicada para pacientes com acidose metabólica e doenças renais.

- **Dieta hipossódica:** dieta com baixa quantidade de sódio. É recomendada para pacientes com edemas, hipertensão, cardiopatias, entre outros.

- **Dieta para pacientes com alergias ou intolerâncias:** pode ser isenta de glúten, lactose, ovos, leite, amendoim, cereais, purinas, etc.

Características físicas da dieta

As dietas podem ser modificadas em relação à consistência, ao volume, ao fracionamento e à temperatura. Em relação à consistência, as dietas podem ser classificadas desta forma:

- **Dieta geral ou normal:** é indicada para pacientes que não tenham restrições, com boa aceitação e tolerância aos alimentos em diversas consistências, e cuja condição clínica não necessite de modificações dietoterápicas. É suficiente e completa e atende às leis da nutrição: harmonia, adequação, qualidade e quantidade dos alimentos.

- **Dieta branda:** é recomendada para pacientes em pós-operatório ou que tenham problemas intestinais, gástricos, de absorção e dificuldades de mastigação. As preparações da dieta branda são bem cozidas, para abrandar as fibras, reduzir o tempo de digestão e facilitá-la. Os alimentos crus geralmente não entram nessa dieta, e o teor calórico é semelhante ao da dieta geral.

- **Dieta pastosa:** é prescrita para pacientes com maior comprometimento das funções gastrointestinais, problemas de mastigação, dificuldade para deglutir ou em fase aguda de doenças como insuficiência cardíaca e respiratória. O objetivo é proporcionar o repouso digestivo, facilitando o processo mecânico. A dieta pode ser pastosa grossa ou amassada, ou, em casos especiais, liquidificada. Tem menor teor de fibras, mas pode ter um valor calórico próximo ao da dieta geral.

- **Dieta leve ou semilíquida:** é indicada para pacientes que não aceitam alimentos sólidos. Não exige mastigação, é de fácil digestão e proporciona repouso no TGI. A dieta tem pouco resíduo e fibras. As preparações são líquidas ou semissólidas. Podem ser utilizados espessantes ou até mesmo alimentos como azeite para aumentar a viscosidade e o valor calórico.

- **Dieta líquida completa:** é prescrita para pacientes em pós-operatório, com problemas no TGI ou até mesmo com infecção grave. Fornece um repouso digestivo maior que nas dietas anteriores e um mínimo de nutrientes. Deve ser evoluída para semilíquida assim que possível, pois tem baixo valor calórico/nutricional, promove pouca saciedade e geralmente deve ser acrescida com suplementos.

- **Dieta líquida restrita ou de prova:** é indicada para pacientes no pós-operatório, com a finalidade de hidratar e fornecer repouso máximo do TGI. É uma dieta com baixíssimas calorias, constituída por água, líquidos límpidos e carboidratos. Deve ser oferecida a cada duas horas, seu volume deve ser monitorado para evitar distensão abdominal e deve ser evoluída o quanto antes.

Nutrição enteral

A nutrição enteral (NE) é indicada para pacientes que têm TGI funcionando total ou parcialmente, mas que não têm ⅔ das suas necessidades nutricionais supridas com a alimentação oral por mais de 5 dias.

A terapia de NE consiste em alimentos liquidificados ou fórmulas específicas de nutrientes por infusão direta no estômago ou no intestino delgado. Pode ser feita por meio de sonda, quando o paciente tem a possibilidade de se recuperar em até 4 semanas, ou por ostomia, que é feita uma abertura no estômago (gastrostomia) ou no intestino (jejunostomia).

As principais indicações de NE são:

- Desnutrição grave ou caquexia.
- Complicações no sistema nervoso central: traumatismo craniano, acidente vascular cerebral, coma ou problemas neurológicos.
- Câncer de TGI.

- Quimioterapia e radioterapia com intercorrências.
- Lesões faciais.
- Traumas, sepse ou queimaduras.
- Fístula digestiva.
- Má absorção de nutrientes.
- Fase aguda de doenças inflamatórias intestinais: doença de Crohn, retocolite ulcerativa.
- Pancreatite.

Já em alguns casos, a NE é contraindicada:

- TGI não funciona, seja por inflamação grave, estase pós-operatória ou falência intestinal.
- Obstrução intestinal completa ou que atinja o íleo, final do jejuno e intestino grosso.
- Fístula de alto débito.
- Hemorragias graves no TGI.
- Traumatismo, sepse ou queimaduras graves.
- Situações clínicas nas quais exista risco para novas infecções, por exemplo, tratamento de câncer e cirurgia bucomaxilofacial.
- Pancreatite aguda quando não é possível usar o TGI.
- Pacientes em cuidados paliativos ou com doença terminal.

Conforme apresentado no quadro 1, há vantagens e desvantagens na escolha da localização da sonda, que pode ser gástrica (estômago), duodenal ou jejunal (intestino).

Quadro 1. Vantagens e desvantagens da localização da sonda

	Gástrica	Duodenal/jejunal
Vantagens	posicionamento fácil	Menor risco de aspiração
	Tolerância maior de fórmulas diferentes	Deslocamento mais difícil
	Permite um maior volume de dieta	Forma de nutrir quando existem problemas gástricos
Desvantagens	maior risco de aspiração	Tolerância menor, volume de dieta reduzido
	O deslocamento da sonda pode provocar tosse, náusea e vômito	Posicionamento e manutenção difíceis
		Dificuldade maior para escolher a fórmula

São duas as técnicas de administração: intermitente e contínua. A intermitente pode ser feita em bolos com seringa ou de forma gravitacional por gotejamento, utilizando um frasco e equipo com pinça. Já a técnica contínua é feita por gotejamento, por meio de uma bomba de infusão.

Tanto o método intermitente em bolos quanto aquele com frasco e equipo são mais fisiológicos e de fácil administração. O paciente tem mais liberdade e menor custo. Entretanto, ambos têm maior risco de intolerância e refluxo. O método em bolos normalmente é utilizado em domicílios e em pacientes com gastrostomia (sonda posicionada no estômago). Ele proporciona maior liberdade para o próprio paciente administrar, mas tem maior risco de contaminação. O método com frasco e equipo pode ter localização gástrica, duodenal ou jejunal e tem um maior controle da administração da dieta.

Já a técnica de administração contínua feita por bomba de infusão, comum em UTI, tem posicionamento gástrico, duodenal ou jejunal, menor risco de contaminação e de aspiração e maior tolerância, porém é menos fisiológica, e o paciente tem menor liberdade e maior custo.

Para escolher a fórmula enteral, alguns pontos são fundamentais:

- O diagnóstico clínico do paciente e seu estado nutricional.
- As necessidades nutricionais individuais, principalmente a energética e a proteica.
- A condição metabólica; por exemplo, paciente diabético, paciente renal em tratamento conservador, entre outras condições.
- A idade e os aspectos econômicos relacionados ao paciente e/ou à instituição hospitalar.
- A capacidade funcional do TGI.
- A duração da terapia enteral e o posicionamento e o calibre da sonda enteral.

Alguns cuidados na administração da NE devem ser observados:

- **Posição:** se for utilizado o sistema intermitente, o paciente deve permanecer com a cabeceira elevada por 30 a 60 minutos após a infusão, e, se for administração contínua, por 24 horas.
- **Tempo:** caso seja administrada uma fórmula artesanal, o paciente deve permanecer no leito somente durante o tempo de infusão; se for uma fórmula em pó, por no mínimo 4 horas; e, caso seja líquida, pelo tempo que o fabricante indicar.
- **Temperatura:** a fórmula deve ser administrada em temperatura ambiente – o ideal é que seja retirada da refrigeração de 30 a 50 minutos antes –, e não deve ser aquecida.
- **Verificação de resíduo gástrico:** importante para impedir broncoaspiração. Se for intermitente, fazer antes de cada administração; caso seja contínua, a cada 4 ou 6 horas, ou a cada 2 horas em pacientes com risco de aspiração.
- **Lavagem:** a sonda deve ser lavada, após a verificação do resíduo gástrico, com 20 a 30 mL de água antes da administração, se for intermitente, ou a cada 6 ou 8 horas, se for contínua.

As fórmulas enterais podem ser classificadas quanto a preparo, especificidade, complexidade, densidade calórica, osmolaridade e quantidade de nutrientes (quadro 2).

Algumas intercorrências podem acontecer por conta do posicionamento ou da obstrução da sonda. Também podem ocorrer problemas gastrointestinais relacionados à dieta ou ao volume ofertado, como náuseas, desconforto abdominal, diarreia, vômito, cólicas ou dores abdominais.

Quadro 2. Classificação das fórmulas enterais

Classificação	Categoria	Características
Preparo	Artesanal ou caseira	Feita a partir de alimentos *in natura* e/ou módulo de nutrientes
		Pode atingir valor calórico e proteico
		Supre parcialmente as necessidades nutricionais
		Maior risco de contaminação pela manipulação
	Industrializada	Feita pela indústria, exige pequena manipulação
		As dietas em pó têm maior risco de contaminação que as prontas
Especificidade	Padrão	Nutricionalmente equilibrada
		Serve para a maior parte dos pacientes
		Excelente custo-benefício
	Semiespecializada	Indicada para pacientes com condições clínicas especiais
		Modificada ou enriquecida com determinados nutrientes
		Custo maior que o da dieta padrão
	Altamente especializada ou farmacológica	Modificada ou enriquecida com determinados nutrientes em condições clínicas muito específicas
		Alto custo

(cont.)

Nutrição clínica

Classificação	Categoria	Características
Complexidade	Polimérica	Nutrientes não sofreram hidrólise
	Oligomérica ou semielementar	Parcialmente hidrolisada
		Pode ser ofertada no estômago ou no intestino
		Custo maior que o da dieta polimérica
	Monomérica ou elementar	Totalmente hidrolisada
		Geralmente ofertada no intestino
		Risco de diarreia caso seja administrada muito rápido
		Custo elevado
Densidade calórica	Hipocalórica	0,6 a 0,8 kcal/mL e 85% a 90% de água
	Normocalórica	0,9 a 1,2 kcal/mL e 80% a 85% de água
	Hipercalórica	> 1,2 kcal/mL e 70% a 80% de água
		Pode ser utilizada para pacientes que necessitem de uma dieta com restrição de volume ou para aqueles que vão receber a dieta pelo intestino
Osmolaridade	Hipotônica	250 a 300 mOsm
		Dietas mais intactas (poliméricas)
	Isotônica	300 a 350 mOsm
	Hipertônica	> 350 mOsm
		Dietas mais hidrolisadas e hipercalóricas
		Risco de diarreia
Nutrientes	Normoglicídicas	55% a 65% do VCT
	Normolipídicas	30% a 35% do VCT
	Normoproteicas	10% a 15% do VCT

Para finalizar a NE ou desmamar, é necessário que o paciente tenha uma ingestão oral de pelo menos 70% das necessidades energéticas. O trabalho multidisciplinar com fonoaudiólogos, médicos, enfermeiros, fisioterapeutas e nutricionistas para avaliar, monitorar e evoluir é fundamental para a recuperação do paciente em terapia de nutrição enteral.

Nutrição parenteral

A nutrição parenteral é a alimentação por via intravenosa, indicada principalmente para pacientes cujo trato gastrointestinal não funciona. Os nutrientes são ofertados por soluções via acesso venoso. As principais indicações de nutrição parenteral são:

- TGI não funciona e não tem perspectivas de voltar.
- Obstrução intestinal completa ou que atinja o íleo, final do jejuno e intestino grosso.
- Necessidade de repouso intestinal, como em doença de Crohn grave, câncer de intestino e ressecção intestinal de grande porte.
- Hemorragia grave no TGI.
- Má absorção com eliminações significativas de eletrólitos e nutrientes.
- Alteração de motilidade, como nos casos de íleo paralítico.
- Prematuros com baixo peso que não toleram nutrição enteral.
- Vômitos incessantes.
- Desnutrição grave, como em pacientes no pré-operatório e no pós-operatório.

São situações clínicas nas quais a nutrição parenteral é contraindicada:

- TGI funcionando ou capacidade de ingerir e absorver nutrientes.
- Paciente crítico com instabilidade hemodinâmica.
- Falta de diagnóstico clínico, com prescrição dietética indefinida.
- Paciente em cuidados paliativos ou terminais.

A nutrição parenteral pode ser administrada: via cateter, geralmente em uma veia central; via dispositivo inserido na veia periférica, normalmente no antebraço; e por shunt arteriovenoso usado para hemodiálise ou exclusivo para nutrição parenteral, quando não for possível outro acesso.

Quadro 3. Formas de administração da nutrição parenteral

	Nutrição parenteral periférica (NPP)	**Nutrição parenteral central (NPC)**
Tempo	até uma semana	Mais de uma semana
Local	veias de menor calibre, como as do antebraço	Veias de maior calibre, como jugular, femoral, cefálica e subclávia
Vantagens	mais barata e simples e de fácil acesso venoso	Oferta de soluções hiperosmolares com maior concentração de nutrientes
	Risco menor de infecções e complicações	Atende plenamente às necessidades nutricionais
Desvantagens	não é possível infundir soluções hiperosmolares com maior concentração de nutrientes	Risco maior de infecções e complicações
	Não atende a todas as necessidades nutricionais	Mais cara

São contraindicações da nutrição parenteral periférica (NPP):

- Desnutrição grave.
- Necessidade de atingir um grande aporte de nutrientes ou eletrólitos.
- Impossibilidade de acesso às veias periféricas.
- Alergia a ovos e/ou emulsões lipídicas intravenosas.
- Uso prolongado da NP.
- Insuficiência hepática ou renal.
- Restrição de líquidos.

A NP é uma solução, ou seja, os nutrientes são diluídos em um líquido. Ela pode ser classificada como padrão, em que não há alterações específicas, ou como individualizada, em que é formulada individualmente. Devem ser ofertados os seguintes nutrientes:

- carboidratos, por meio de soluções glicosadas;
- proteínas, por meio de soluções de aminoácidos;
- soluções lipídicas;
- eletrólitos, minerais, oligoelementos e vitaminas.

Alguns problemas podem ocorrer na NP, como problemas mecânicos, por causa do extravasamento, geralmente por uma posição incorreta do cateter ou por uma administração de solução em excesso. Também podem ocorrer infecções via cateter, de ordem multifatorial. Por fim, podem ocorrer complicações metabólicas, como hipoglicemia ou hiperglicemia, hipocalcemia ou hipercalcemia, hipofosfatemia ou hiperfosfatemia, entre outras.

Para finalizar a NP, é necessário que o trato gastrointestinal restabeleça a função. Os pacientes que não podem se alimentar via oral, mas que têm TGI funcionante, estão aptos a fazer a transição para a NE. Uma vez que se atinja 60% das necessidades energéticas totais por meio da NE, a NP pode ser interrompida.

Obesidade e cirurgia bariátrica

Obesidade

A obesidade, um dos principais problemas de saúde pública, pode ser definida como uma doença crônica não transmissível multifatorial, com etiologia diversa e fator de risco para outras doenças, como o diabetes mellitus tipo 2, as doenças cardiovasculares e o câncer. São considerados fatores de risco para a obesidade:

- **Fatores ambientais:** estilo de vida, hábitos alimentares, sedentarismo e fatores socioculturais, políticos e econômicos.

- **Fatores biológicos:** genética e epigenética, sono, imunidade e aspectos hormonais e metabólicos.

- **Fatores psicológicos:** depressão, estresse e cognições ou conhecimentos.

A obesidade tem como característica o acúmulo de gordura corporal, ou excesso de tecido adiposo, que pode ser em qualquer local ou em uma região corporal específica, e é proveniente de uma combinação dos fatores de risco. A obesidade é frequentemente definida pelo índice de massa corporal (IMC) ≥ 30 kg/m² (quadro 4). É importante destacar que o IMC varia de acordo com o ciclo da vida, com diferentes parâmetros para crianças, jovens e idosos. Em idosos, por exemplo, o IMC normal pode variar entre 22 e 27 kg/m².

Quadro 4. Classificação internacional da obesidade para adultos segundo o IMC e o risco de doença

IMC (kg/m²)	Classificação	Grau de obesidade	Risco de doença
< 18,5	Magro ou baixo peso	0	Normal ou elevado
18,5 a 24,9	Normal ou eutrófico	0	Normal
25 a 29,9	Sobrepeso ou pré-obeso	0	Pouco elevado
30 a 34,9	Obesidade	I	Elevado
35 a 39,9	Obesidade	II	Muito elevado
≥ 40	Obesidade grave	III	Muitíssimo elevado

Fonte: adaptado de Abeso (2016).

O IMC avalia a relação entre o peso e a altura ao quadrado, mas não diferencia a composição de massa magra e de gordura ou a distribuição do tecido adiposo no corpo. Como a gordura abdominal está associada a um maior risco cardiometabólico, também se deve aferir – além da altura, do peso e do IMC – a circunferência abdominal (CA). A associação entre a CA e o IMC pode minimizar as limitações de cada uma das avaliações isoladas (quadro 5).

Quadro 5. Combinação entre o IMC e a CA para avaliar obesidade e risco de doença cardiovascular

Classificação	IMC	Circunferência abdominal		
		Homem	94 a 102	> 102
		Mulher	80 a 88	> 88
Baixo peso	< 18,5	–	–	
Peso saudável	18,5 a 24,9	–	Aumentado	
Sobrepeso	25 a 29,9	Aumentado	Alto	
Obesidade	≥ 30	Alto	Muito alto	

Fonte: adaptado de WHO (2010).

A distribuição do tecido adiposo também resulta da interação de fatores como: idade, sexo, raça, etnia, alimentação, nível de atividade física, hormônios e fármacos. A obesidade androide (acúmulo de gordura no tronco ou região central), além de favorecer o desenvolvimento de doenças cardiovasculares, diabetes mellitus tipo 2 (DM2), câncer e síndrome metabólica, aumenta o risco de morte. Já a obesidade ginoide (em extremidades ou periférica) é mais frequente em mulheres e está relacionada ao hormônio feminino estrogênio.

Embora a obesidade tenha patogênese complexa e seja proveniente da interação de fatores genéticos e de um ambiente obesogênico, a doença é resultado de um desequilíbrio no balanço energético (BE) que ocasiona a elevação da gordura corporal. O tratamento da obesidade ainda é um desafio, pois o corpo humano dispõe de diversos mecanismos de regulação (homeostáticos ou não) do peso corporal.

Os mecanismos homeostáticos são sinais metabólicos, receptores suscetíveis a nutrientes e hormônios sintetizados pelos adipócitos, que operam por feedback em conjunto com o hipotálamo. Esses mecanismos são fundamentais para controlar o BE e a ingestão de alimentos para a manutenção do peso corporal, ou set point. Os mecanismos não homeostáticos são a estimulação de áreas cerebrais associadas a prazer e recompensa, que não levam em consideração o BE, mas modulam o peso corporal.

O BE pode ser neutro, positivo ou negativo, e é a razão entre a quantidade de energia ingerida e a quantidade de energia gasta. A obesidade se caracteriza pelo balanço energético positivo, que ocasiona ganho excessivo de gordura corporal. O gasto energético diário total (GET) pode diferir de acordo com a genética, a composição corporal, a idade, o sexo, o estado nutricional, os hormônios da tireoide e o funcionamento do sistema nervoso simpático. O GET é composto por:

- taxa metabólica basal (aproximadamente 60% a 75% do GET);
- atividade física (aproximadamente 15% a 30% do GET); e
- efeito térmico do alimento (aproximadamente 10% do GET).

A obesidade está correlacionada a várias doenças e condições metabólicas. A distribuição da gordura corporal e principalmente a adiposidade abdominal têm grande impacto na evolução da resistência à insulina, das dislipidemias, da hipertensão arterial e do surgimento das doenças crônicas não transmissíveis. O tratamento da obesidade deve ser multiprofissional e envolve mudança de estilo de vida.

Dietoterapia da obesidade

A dietoterapia da obesidade é muito mais efetiva quando feita em conjunto com mudanças comportamentais, como a prática regular de exercícios físicos, aumentando o gasto energético e, por consequência, promovendo o balanço energético negativo. Utilizar como estratégia dietas muito restritivas e rígidas não contribui para o tratamento da doença, pois elas são difíceis de manter a longo prazo e ocasionam reganho de peso.

As metas de perda de peso devem ser reais e sustentáveis. Uma perda de peso de 3% a 5% já pode reduzir alguns fatores de risco cardiovasculares e proporcionar melhora clínica significativa. Uma redução de 5% a 10% do peso corporal em seis meses é totalmente possível.

Em relação às recomendações dietéticas (quadro 6), o valor calórico total também pode ser calculado com base no registro alimentar de três dias do paciente, propondo-se a redução de 500 a 1.000 kcal/dia, com o objetivo de fazê-lo perder de 0,5 a 1 kg por semana. As dietas de valor calórico muito baixo ou com menos de 800 kcal/dia só devem ser utilizadas em condições limitadas, com acompanhamento multidisciplinar e com o paciente internado para monitorização. Os micronutrientes, que incluem vitaminas e minerais, devem ser recomendados de acordo com as necessidades de idade e gênero.

Quadro 6. Recomendações dietoterápicas para a obesidade

Energia (kcal/kg/dia)	15 a 25
Carboidratos (% VCT)	55 a 60
Proteínas (% VCT)	15 a 20
Lipídios (% VCT)	20 a 30
Colesterol (mg/dia)	300
AG saturados (% VCT)	7
AG monoinsaturados (% VCT)	≤ 20
AG poli-insaturados (% VCT)	≤ 10
Sódio (g/dia)	2
Fibras (g/dia)	20 a 30
Fracionamento (refeições/dia)	6

É importante destacar o papel da educação alimentar e nutricional não só no tratamento da obesidade como também nas doenças crônicas não transmissíveis (DCNT). O *Guia alimentar para a população brasileira* (BRASIL, 2014, p. 126-8) destaca dez passos para uma alimentação adequada e saudável, que podem ser utilizados como base para as orientações nutricionais a indivíduos saudáveis ou com doenças e/ou comorbidades:

1. Fazer de alimentos *in natura* ou minimamente processados a base da alimentação.
2. Utilizar óleos, gorduras, sal e açúcar em pequenas quantidades ao temperar e cozinhar alimentos e criar preparações culinárias.
3. Limitar o consumo de alimentos processados.
4. Evitar o consumo de alimentos ultraprocessados.
5. Comer com regularidade e atenção, em ambientes apropriados e, sempre que possível, com companhia.
6. Fazer compras em locais que ofertem variedades de alimentos *in natura* ou minimamente processados.
7. Desenvolver, exercitar e partilhar habilidades culinárias.
8. Planejar o uso do tempo para dar à alimentação o espaço que ela merece.
9. Dar preferência, quando fora de casa, a locais que servem refeições feitas na hora.
10. Ser crítico quanto a informações, orientações e mensagens sobre alimentação veiculadas em propagandas comerciais.

Cirurgia bariátrica

Os pacientes com IMC igual ou superior a 45 kg/m² têm uma redução da expectativa de vida e um aumento da mortalidade por doenças cardiovasculares. A cirurgia bariátrica (CB) é um recurso cirúrgico para pacientes com obesidade grave e com falha de tratamento clínico previamente registrada. Entretanto, para a efetividade da cirurgia, é necessária a correta indicação, bem como o acompanhamento de equipe multidisciplinar. Também é fundamental a mudança de estilo de vida para manutenção dos resultados a longo prazo.

São pacientes elegíveis para a CB:

- Pacientes com IMC ≥ 40 kg/m², mesmo sem comorbidades e em situações em que a CB não se associa ao risco excessivo pelos procedimentos elegíveis.
- Pacientes com IMC ≥ 35 kg/m² e com uma ou mais comorbidades correlacionadas a obesidade grave, como: diabetes mellitus tipo 2, hipertensão arterial, dislipidemia, doenças cardiovasculares, apneia obstrutiva do sono, síndrome de hipoventilação, osteoartrose, hérnias discais, esteatose hepática, colecistopatia calculosa, doença de refluxo gastroesofágico com indicação cirúrgica, asma grave não controlada, síndrome dos ovários policísticos, infertilidade, disfunção erétil, pancreatite aguda de repetição, incontinência urinária na mulher, veias varicosas, hemorroida, hipertensão intracraniana idiopática, depressão e estigmatização social.
- Pacientes com mais de 18 anos.
- Obesidade de acordo com os critérios citados e com falha no tratamento clínico por pelo menos dois anos. Portanto, o paciente precisa ter documentadas as tentativas frustradas para perder peso ou manter a perda de peso mesmo com o acompanhamento multidisciplinar (dietoterapia, psicoterapia, tratamento farmacológico e atividade física).

Em idosos com mais de 65 anos, deve ser feita uma avaliação específica, considerando o risco da cirurgia, a anestesia, a presença de comorbidades, a expectativa de vida, os benefícios da perda de peso e as limitações inerentes ao envelhecimento. Os adolescentes com 16 anos completos e menores de 18 anos poderão realizar a cirurgia se respeitadas as condições anteriores e as exigências legais, além da concordância dos pais ou responsáveis. Além de todos os profissionais da equipe multidisciplinar, é necessária a presença de um pediatra também para avaliar os riscos.

São precauções ou até mesmo contraindicações para a CB:

- Uso de drogas ilícitas ou alcoolismo.
- Quadros psicóticos ou demenciais graves ou moderados.
- Falta de entendimento, por parte do paciente e dos familiares, dos riscos e mudanças de estilo de vida que são fundamentais em uma cirurgia de grande porte sobre o tubo digestivo e da necessidade de acompanhamento pós-operatório com a equipe multidisciplinar, a longo prazo.
- Causas endócrinas tratáveis da obesidade.
- Risco anestésico e cirúrgico.

Os procedimentos reconhecidos são:

- **Balão intragástrico:** feito por via endoscópica, tem como objetivo reduzir a capacidade gástrica do paciente, aumentando a saciedade e diminuindo o volume residual. É um método provisório. Deve ser retirado de acordo com o prazo do fabricante.
- **Banda gástrica ajustável:** prótese de silicone colocada em torno do estômago. É um método reversível, mas a perda de peso pode ser insuficiente, pois exige adesão total à dietoterapia por parte do paciente.
- **Gastrectomia vertical:** retirada de 70% a 80% do estômago. Método irreversível, que pode trazer complicações, mas, como não exclui o duodeno, não prejudica a absorção de ferro, cálcio, zinco e vitaminas do complexo B.
- **Cirurgia de derivação gástrica com reconstituição em Y de Roux sem ressecção gastrointestinal (bypass gástrico):** cirurgia mais complexa, que tem maiores chances de deficiências proteicas e

anemia do que as cirurgias restritivas, mas proporciona perda de peso e manutenção, com baixo índice de insucesso.

- **Cirurgia de derivação biliopancreática com gastrectomia horizontal (cirurgia de Scopinaro) e cirurgia de derivação biliopancreática com gastrectomia vertical e preservação do piloro (cirurgia de duodenal switch):** podem levar a complicações nutricionais e metabólicas, como deficiência de vitaminas lipossolúveis, vitamina B_{12}, cálcio e ferro. Proporcionam uma menor restrição da ingestão alimentar e são eficazes em relação a perda e manutenção de peso.

Dietoterapia na cirurgia bariátrica – pré-operatório

De acordo com o Conselho Federal de Nutricionistas (2016), a atuação do nutricionista deve acontecer tanto no acompanhamento do paciente no pré-operatório, para orientação e correção dos hábitos alimentares e do peso, quanto depois da cirurgia, para prescrição da dieta pós-operatória.

Caso o nutricionista seja responsável por emitir o laudo no pré-operatório, o documento deve conter as seguintes informações detalhadas: evolução do peso do paciente aferido durante as consultas, história clínica prévia (tratamentos anteriores para redução de peso e uso de fármacos ou de balão intragástrico), diagnóstico nutricional, evolução do paciente, ciência do paciente e dos familiares sobre o procedimento, condição alimentar e nutricional do paciente para o processo cirúrgico e tempo de acompanhamento nutricional pré-cirúrgico. O nutricionista também precisa identificar seus próprios dados: nome completo, profissão, número de inscrição e respectiva jurisdição do CRN. O profissional deve evitar emitir laudo nutricional para cirurgia bariátrica com apenas uma consulta, em virtude da importância do acompanhamento nutricional anterior.

No pré-operatório, o nutricionista deve conscientizar e educar o paciente a respeito das mudanças de comportamento alimentar que são necessárias tanto para a perda de peso quanto para a recuperação pós-cirurgia. O paciente deve estar ciente de que os hábitos e a qualidade da alimentação deverão mudar, que o tamanho das porções será reduzido e que o uso de suplementação será necessário. É recomendado um período de pelo menos três meses de acompanhamento para preparar o paciente para a cirurgia.

Dietoterapia na cirurgia bariátrica – pós-operatório

Após 24 horas da cirurgia, o paciente internado que está em jejum é liberado pelo médico para iniciar a alimentação líquida. No primeiro e no segundo dia de pós-operatório (PO), ou estágio I, deve-se oferecer líquidos claros, sem resíduos, açúcar, calorias e cafeína, em pequenos volumes (30 mL) a cada duas horas. O objetivo, nesse momento, é proporcionar um repouso gástrico e fornecer hidratação e adaptação aos pequenos volumes.

No terceiro dia de pós-operatório, ou estágio II, serão introduzidos líquidos proteicos com limite de 20 g por refeição e com até 3 g de lipídios. Além da suplementação proteica, um suplemento de vitaminas e minerais deve ser acrescentado uma ou duas vezes por dia. Até o 10º ou 14º dia de PO, a dieta deve ser a líquida completa, isenta de sacarose e com quatro a seis refeições. A ingestão de líquidos deve ser de no mínimo 1,5 L/dia, incluindo caldo de carnes (boi, ave ou peixe). São alimentos permitidos na dieta líquida:

- Água (sem gás) e chás sem açúcar (exceto chá preto e mate).
- Sucos de frutas frescas, coado, sem açúcar, ou sucos concentrados light (sem adição de açúcar).
- Caldos de carnes (boi, ave ou peixe) coados.
- Gelatina dietética (líquida).
- Água de coco.
- Bebida isotônica para os indivíduos que não são hipertensos e que não apresentem insuficiência renal.
- Leite desnatado, coalhada desnatada, iogurte natural desnatado ou iogurte light líquido, consumidos puros ou na forma de

vitamina de leite ou iogurte batido com frutas (coados), conforme tolerância.

- Leite de soja e suco de soja light, tanto para pacientes intolerantes a leite de vaca como para os demais.

- No preparo, óleo de canola ou azeite de oliva extravirgem sem que o óleo ou azeite fritem no fogo.

Devem-se evitar a ingestão de sopas industrializadas (pacote) e o uso de temperos industrializados, em função do alto teor de sódio e gordura vegetal.

A partir da quarta ou quinta semana de pós-operatório, ou estágio III, a dieta pode ser de leve a pastosa, com quatro a seis refeições por dia, incluindo purês, queijos magros, carnes moídas e alimentos cozidos liquidificados ou amassados, evitando-se arroz, massas e pães.

Na sexta semana de pós-operatório, ou estágio IV, a dieta geralmente pode ser evoluída para branda, mas ainda não são tolerados alimentos muito fibrosos e consistentes. Nessa fase, os alimentos devem ser bem cozidos e de fácil digestão, para reduzir as intercorrências com a mastigação e a digestão.

De qualquer forma, a dieta pode evoluir ou involuir de acordo com a tolerância e a aceitação do paciente. Sempre que o paciente sentir plenitude, deve parar de comer ou beber. As gorduras devem ser restringidas, e o paciente não deve comer doces, geleias, bolos, tortas e sorvetes. Devem ser incluídas pequenas porções de frutas e vegetais, e, caso seja necessário, as fibras podem ser suplementadas a partir do quarto mês.

A evolução da dieta hipocalórica deve acontecer conforme a situação clínica do paciente. As recomendações do valor calórico total no primeiro mês são de 400 a 600 kcal/dia; no segundo e no terceiro mês, entre 700 a 800 kcal, aumentando para 1.000 a 1.200 kcal/dia. A recomendação mínima de ingestão de proteína é de 60 g/dia e até 1,5 g/kg/dia. A ingestão de 80 a 90 g/dia de proteína evita a perda de massa magra e deve ser avaliada em cada consulta nutricional.

Em relação aos micronutrientes, além do polivitamínico e do suplemento proteico, é necessária a suplementação de cálcio e vitamina B_{12}, regularmente por toda vida. Em alguns casos, a suplementação de ferro também se faz necessária. Com a redução do estômago, há uma diminuição do fator intrínseco, que é importante para a absorção de vitaminas. O cálcio, o ferro e o polivitamínico são mais bem absorvidos se tomados junto com as refeições.

Dislipidemias

As dislipidemias podem ser definidas pelo aumento dos níveis plasmáticos de triglicerídeos ou de alterações dos níveis das lipoproteínas que transportam o colesterol e as gorduras no sangue. Elas podem ser classificadas de acordo com a causa ou etiologia. As causas primárias acontecem quando a alteração lipídica é de origem genética. Já as causas secundárias ocorrem por causas comportamentais, doenças (por exemplo, o diabetes), fármacos e pela junção desses fatores.

As dislipidemias também podem ser classificadas de forma laboratorial:

- **Hipercolesterolemia isolada:** aumento isolado do colesterol (LDL-c) (≥ 160 mg/dl).
- **Hipertrigliceridemia isolada:** aumento isolado dos triglicerídeos (TG) (≥ 150 mg/dl ou ≥ 175 mg/dl, se a amostra for obtida sem jejum).
- **HDL-c baixo:** redução do HDL-c (homens < 40 mg/dl e mulheres < 50 mg/dl) isolada ou em associação ao aumento de LDL-c ou TG.
- **Hiperlipidemia mista:** aumento do LDL-c (≥ 160 mg/dl) e dos TG (≥ 150 mg/dl ou ≥ 175 mg/dl, se a amostra for obtida sem jejum).

Os lipídios biologicamente mais importantes são:

- **Fosfolipídios:** formam a estrutura das membranas celulares.
- **Colesterol:** fundamental na formação das membranas celulares e na produção de hormônios sexuais, vitamina D, enzimas e sais biliares. Também é importante para os tecidos nervosos.
- **Ácidos graxos (AG):** podem ser classificados como de cadeia curta, média ou longa, ou, ainda, pela presença, quantidade e configuração de duplas ligações na cadeia carbônica e pela posição do ácido graxo na molécula de glicerol, podendo ser saturados (em duplas ligações), monoinsaturados (uma dupla ligação) ou poli-insaturados (mais de uma dupla ligação na cadeia).
- **Triglicerídeos (TG):** são formados a partir de três AG ligados a uma molécula de glicerol e constituem uma das formas de armazenamento energético mais importantes no organismo. São depositados nos tecidos adiposo e muscular.

Como os lipídios são hidrofóbicos, ou seja, não têm afinidade por água, seu transporte no plasma é feito por lipoproteínas, que são classificadas da seguinte forma:

- **Quilomícrons (Qm):** ricas em TG, maiores e menos densas, sintetizadas nos enterócitos intestinais, fazem o transporte no plasma dos TG provenientes da dieta.
- **Lipoproteína de baixa densidade (*low density lipoprotein* – LDL):** rica em colesterol, transporta o colesterol do fígado para os tecidos periféricos.
- **Lipoproteína de alta densidade (*high density lipoprotein* – HDL):** rica em colesterol, faz o transporte reverso do colesterol, levando-o dos tecidos para o fígado.
- **Lipoproteína de muito baixa densidade (*very-low density lipoprotein* – VLDL):** rica em TG de origem hepática.

Metabolismo exógeno (dieta)

Após a ingestão alimentar, as lipases pancreáticas hidrolisam os TG, maior parte da gordura consumida, em AG livres, monoglicerídeos e diglicerídeos. Os sais biliares liberados no lúmen intestinal emulsificam as gorduras e formam as micelas que facilitam a absorção dos lipídios nos enterócitos. Uma vez reabsorvidos no citosol, são remontados em TG e colesterol e empacotados em Qm. Os Qm transportam os TG e o colesterol dos enterócitos, através dos vasos linfáticos, para a circulação. Nos capilares dos tecidos adiposo e muscular, a lipoproteína lipase (LPL) endotelial converte 90% dos TG dos Qm em AG livres e glicerol, que são finalmente integrados pelos adipócitos e pelas células musculares para utilização como fonte e armazenamento de energia. Os Qm remanescentes, ricos em colesterol, voltam para o fígado, no qual serão utilizados para formar as VLDL.

Metabolismo endógeno

As lipoproteínas sintetizadas pelo fígado transportam os TG e o colesterol endógenos. As lipoproteínas ficam circulando pelo sangue até que sejam removidas pelo fígado ou que os TG sejam captados por tecidos periféricos. Os fatores que estimulam a produção de lipoproteínas pelo fígado normalmente aumentam o colesterol e os TG no plasma. As VLDL, formadas pelos Qm remanescentes e pelo excesso de TG no fígado, carregam os TG e o colesterol para os tecidos periféricos. A síntese da VLDL aumenta com a elevação dos AG livres intra-hepáticos, comum em dietas com excesso de gorduras e quando o tecido adiposo libera o excedente de AG livres diretamente na circulação, muito frequente no diabetes descompensado e na obesidade.

As LDL, resultantes do metabolismo de VLDL e proteínas de densidade intermediária, são lipoproteínas pequenas, densas e ricas em colesterol. Por volta de 40% a 60% de todas as LDL são eliminadas pelo fígado. O que sobra é captado por receptores hepáticos de HDL e não hepáticos de LDL. Os receptores hepáticos de LDL são ajustados de modo negativo pela chegada do colesterol proveniente dos Qm e pelo aumento de gordura saturada da dieta, da mesma forma que podem ser regulados positivamente com a diminuição do colesterol e da gordura ingerida na alimentação. Os receptores não hepáticos captam o excesso de LDL oxidada na corrente sanguínea e migram para o espaço subendotelial, no qual se transformam em macrófagos, e estes captam mais LDL oxidada, formando células espumosas e, posteriormente, placas de ateroma. As LDL normalmente estão associadas a distúrbios como hipertrigliceridemia e resistência à insulina.

As HDL são lipoproteínas sem colesterol (inicialmente) sintetizadas tanto pelos enterócitos como pelo fígado. O metabolismo das HDL é heterogêneo, mas uma das funções é fazer o transporte reverso do colesterol e de outras lipoproteínas e direcioná-las para onde for importante. As HDL têm papel antiaterogênico, pois atuam removendo as moléculas de gordura dos vasos, impedindo a formação de placas no endotélio, e as direciona ao fígado.

Dietoterapia das dislipidemias

A alimentação saudável e o estilo de vida são fundamentais para a prevenção e o tratamento nutricional das dislipidemias e da aterosclerose. Os estudos mostram que a redução de peso e da ingestão de bebidas alcoólicas e de açúcares simples, bem como a substituição (parcial) de ácidos graxos saturados por monoinsaturados e poli-insaturados e o aumento da atividade física, trazem benefícios significativos para pacientes que sofrem dessas doenças.

Os alimentos *in natura* e minimamente processados devem ser a base da alimentação de pacientes com dislipidemias. Além disso, o modo de preparo, a variedade alimentar e a quantidade devem ser orientados. O colesterol alimentar tem pouca influência sobre o colesterol endógeno, mas a ingestão de gorduras saturadas deve ser limitada (até 7% do valor calórico total), e os ácidos graxos trans não devem ser incluídos na alimentação.

No quadro 7, são apresentadas as recomendações dietéticas para as dislipidemias.

Quadro 7. Recomendações dietoterápicas das dislipidemias

Recomendações	LDL dentro da meta e sem comorbidades	LDL acima da meta ou presença de comorbidades	Limítrofe (150 a 199 mg/dl)	TG elevado (200 a 499 mg/dl)	TG muito elevado (> 500 mg/dl)
Peso corporal	Manutenção	Perda de 5% a 10%	Perda de até 5%	Perda de 5% a 10%	Perda de 5% a 10%
Carboidrato (% VCT)	50 a 60	45 a 60	50 a 60	50 a 55	45 a 50
Açúcar (% VCT)	< 10	< 10	< 10	5 a 10	< 5
Proteína (% VCT)	15	15	15	15 a 20	20
Gordura (% VCT)	25 a 35	25 a 35	25 a 35	30 a 35	30 a 35
AG trans (% VCT)	Excluir da alimentação			
AG saturados (% VCT)	< 10	< 7	< 7	< 5	< 5
AG monoinsaturados (% VCT)	15	15	10 a 20	10 a 20	10 a 20
AG poli-insaturados (% VCT)	5 a 10	5 a 10	10 a 20	10 a 20	10 a 20
Ômega 3 (g)	1,1 a 1,6*	–	0,5 a 1**	1 a 2**	> 2**
Fibras (g)	25 g, sendo 6 g de fibra solúvel			

*Ácido linoleico
**EPA e DHA
Fonte: adaptado de Faludi *et al.* (2017).

Para pacientes com hipercolesterolemia, a substituição parcial de ácidos graxos saturados por monoinsaturados e poli-insaturados é uma recomendação. A substituição de ácidos graxos saturados por ácidos graxos poli-insaturados, na proporção correta de ômega 3 e 6, está associada ao baixo risco cardiovascular. São fontes de ômega 3 de origem animal os peixes e os crustáceos; já as fontes vegetais incluem linhaça, chia, nozes, óleo de soja e óleo de canola. Entre os alimentos que são fontes de ômega 6, destacam-se os azeites e óleos, como de prímula, de girassol, de milho e de soja. A substituição por ácidos graxos monoinsaturados, como azeite de oliva e oleaginosas, também está associada à diminuição do risco cardiovascular, embora os níveis de evidência em estudos não sejam tão fortes como aqueles dos estudos com poli-insaturados.

Para indivíduos com hipertrigliceridemia, é muito importante a qualidade e a quantidade de gorduras e carboidratos. Em relação à quantidade, para pacientes com hipertrigliceridemia primária grave, a dieta deve ser hipolipídica, com ingestão de no máximo 10% de gorduras do valor calórico total. Já na hipertrigliceridemia primária moderada, o consumo de gorduras pode ser de 25% a 35% do VCT, mas se recomenda um controle da ingestão de açúcares. Para pacientes com hipertrigliceridemia secundária, muito comum na obesidade e no diabetes, a ingestão de gorduras deve ficar entre 30% e 35% do VCT, e a adequação no consumo de carboidratos deve ter ênfase na restrição de açúcares (até 5% do VCT).

A ingestão de fitosteróis, como nozes, amendoins, castanhas, gergelim, óleos vegetais, cereais e grãos, também está associada à redução de LDL-c. O consumo diário de proteína de soja também pode diminuir o colesterol e os TG e aumentar as lipoproteínas HDL.

As fibras solúveis, que formam um gel junto aos ácidos biliares no intestino, aumentando sua excreção nas fezes, diminuindo sua reabsorção, sintetizando novos ácidos biliares e, assim, reduzindo o colesterol, também são excelentes para reduzir os riscos de doenças cardiovasculares. As fibras solúveis são fermentadas por bactérias presentes no intestino grosso, produzindo ácidos graxos de cadeia curta, que também auxiliam a diminuição do LDL-c. São fontes de fibras solúveis: aveia; *psyllium*; frutas, como maçã, laranja e morango; legumes, como couve-flor e cenoura; leguminosas, como feijão, lentilha e ervilha.

Hipertensão arterial sistêmica

A hipertensão arterial sistêmica (HAS) é uma condição clínica multifatorial que consiste em uma elevação sustentada dos níveis de pressão arterial (PA) ≥ 140 mmHg (sistólica) e/ou 90 mmHg (diastólica). A pressão arterial sistólica é a força realizada sobre as paredes dos vasos sanguíneos quando o coração se contrai e empurra o sangue para fora das câmaras. Já a pressão arterial diastólica afere a força quando o coração relaxa entre as contrações. No quadro 8, é apresentada a classificação da PA para adultos.

Quadro 8. Classificação da pressão arterial para indivíduos a partir de 18 anos

Classificação	Pressão arterial sistólica (mmHg)	Pressão arterial diastólica (mmHg)
PA ótima	< 120	< 80
PA normal	120 a 129	80 a 84
Pré-hipertensão	130 a 139	85 a 89
Estágio 1	140 a 159	90 a 99
Estágio 2	160 a 179	100 a 109
Estágio 3	≥ 180	≥ 110

Fonte: adaptado de Barroso *et al.* (2021).

A HAS é frequentemente correlacionada às alterações funcionais e/ou estruturais dos vasos sanguíneos e dos órgãos-alvo (como coração, encéfalo e rins) e às alterações metabólicas, como aumento do risco de doenças cardiovasculares (DCV). A HAS tem seu prognóstico prejudicado com a existência de outros fatores de risco, como obesidade, dislipidemias, intolerância à glicose, diabetes, genética e estilo de vida (padrão alimentar com excesso de gordura, açúcar e sal, sedentarismo, tabagismo e ingestão de álcool).

Os valores de PA elevados estão diretamente correlacionados ao risco para cardiopatia isquêmica, acidente vascular encefálico (AVE), doença renal crônica (DRC) e mortalidade precoce. As principais intervenções que podem prevenir a HAS são:

- controle de peso;
- alimentação saudável;
- diminuição da ingestão de sódio;
- aumento da ingestão de potássio;
- atividade física; e
- redução da ingestão de álcool.

A HAS pode ser classificada como primária ou secundária. Na forma primária, a HAS é a doença inicial, e o paciente não tem nenhuma doença ou fator de risco atrelado. Ela tem como causas fatores psicossociais e ingestão excessiva de sódio e pode ser assintomática. Já na HAS secundária, que é a forma mais comum, o paciente apresenta alguma outra doença, como obesidade, doença renal ou doença cardíaca.

O débito cardíaco e a resistência periférica são fundamentais para estabelecer a PA, ou seja, quando há alterações em qualquer um deles, a PA se modifica. Existem diferentes mecanismos de controle da PA: o sistema renina-angiotensina-aldosterona (SRAA), o mecanismo do hormônio antidiurético (ADH) e o fator natriurético atrial (FNA).

Dietoterapia da HAS

As orientações nutricionais devem ser baseadas nas mudanças de padrão alimentar, com aumento do consumo de frutas, legumes e verduras, perda de peso e redução da ingestão de sódio.

A dieta conhecida pela sigla DASH (Dietary Approaches to Stop Hypertension) pode reduzir a PA, pois inclui maior ingestão de frutas, legumes e verduras, laticínios com baixo teor de gordura e cereais integrais, consumo moderado de oleaginosas e diminuição na ingestão de gorduras, doces, bebidas com açúcar e carnes vermelhas. Os estudos mostram que o padrão da dieta DASH com redução de sódio tem efeito protetor para acidente vascular encefálico, mortalidade cardiovascular e doença renal e pode também diminuir a PA de pacientes com HAS.

As recomendações dietéticas para a HAS são de alimentos e porções diárias, ou seja, qualitativas. Não há uma recomendação específica de nutrientes. As orientações da dieta DASH incluem de 4 a 5 porções diárias de frutas, a mesma quantidade para vegetais, de 2 a 3 porções diárias de laticínios com pouca gordura, de 7 a 8 porções diárias de grãos e derivados, até 2 porções por dia de carnes magras, aves e peixes e de 4 a 5 porções por semana de nozes, sementes e leguminosas.

Síndrome metabólica

A síndrome metabólica (SM) é um conjunto de alterações laboratoriais e/ou sinais clínicos provenientes de disfunções do metabolismo. O paciente pode ou não apresentar sintomas, e estes estão correlacionados com o desenvolvimento em conjunto ou dissociado de hipertensão arterial, diabetes mellitus tipo 2, dislipidemias, doenças cardiovasculares e alguns tipos de câncer.

A SM tem como base a resistência à insulina. Com a ineficiência da ação da insulina, acontecem as manifestações clínicas e sistêmicas. Os fatores de risco mais importantes para a SM são:

- sobrepeso e obesidade (inclusive na infância);
- sedentarismo;
- tabagismo;

- alimentação inadequada (baixa ingestão de frutas, legumes e verduras);
- hipertensão arterial sistêmica;
- hipercolesterolemia; e
- predisposição genética.

De acordo com o Consenso Brasileiro sobre Síndrome Metabólica (ABESO, 2016), para o diagnóstico da SM, três destes cinco critérios devem estar presentes:

- **Obesidade central:** circunferência da cintura > 88 cm na mulher e > 102 cm no homem.
- **Hipertensão arterial:** pressão arterial sistólica ≥ 130 mmHg e/ou pressão arterial diastólica ≥ 85 mmHg.
- **Glicemia alterada:** diagnóstico de diabetes ou glicemia ≥ 110 mg/dL.
- **Triglicerídeos:** ≥ 150 mg/dL.
- **HDL colesterol:** < 40 mg/dL em homens e < 50 mg/dL em mulheres.

A mudança de estilo de vida, como o aumento da atividade física e a perda de peso, é fundamental para o tratamento da SM, mas pode ser necessário o uso de medicamentos para tratar os fatores de risco.

Dietoterapia da síndrome metabólica

A adesão a uma alimentação saudável é primordial no tratamento da SM. Uma vez estabelecido o diagnóstico nutricional, a dietoterapia deve ser individualizada e promover uma redução de peso sustentável, com 5% a 10% do peso corporal inicial.

Em relação à energia, para pacientes com obesidade, a dieta deve ser hipocalórica, com uma redução de 500 kcal a 1.000 kcal do gasto energético total com base na anamnese alimentar, para promover perdas ponderais de 0,5 kg a 1 kg/semana. As recomendações nutricionais, de acordo com a Diretriz Brasileira de SM, estão descritas no quadro 9.

Quadro 9. Recomendações dietoterápicas da síndrome metabólica

Energia (kcal/kg/dia)	20 a 25
Carboidratos (% VCT)	50 a 60
Proteínas (g/kg/dia)	0,8 a 1 (ou até 15% do VCT)
Lipídios (% VCT)	25 a 35
Colesterol (mg/dia)	< 300
AG saturados (% VCT)	< 10
AG monoinsaturados (% VCT)	≤ 20
AG poli-insaturados (% VCT)	≤ 10
Sódio (g/dia)	2
Fibras (g/dia)	20 a 30

Fonte: adaptado de Carvalho *et al.* (2005).

Os micronutrientes, que incluem vitaminas e minerais, devem ser recomendados de acordo com as necessidades de idade e gênero. O plano alimentar, além de quantitativo, deve ser qualitativo e promover a ingestão diária de alimentos integrais e com maior teor de fibras, de 2 a 4 porções de frutas e de 3 a 5 porções de legumes e verduras cruas e cozidas.

Doenças cardiovasculares

São consideradas doenças cardiovasculares (DCV): o infarto agudo do miocárdio, a doença arterial coronariana, a insuficiência cardíaca e as doenças cerebrovasculares.

As DCV podem ser uma evolução das dislipidemias, da aterosclerose, da hipertensão arterial sistêmica e da obesidade. A fisiopatologia das DCV geralmente tem início com a aterosclerose, ou seja, depósitos de gordura ou coágulos podem ocasionar a obstrução de uma artéria, levando a hipoxemia, lesão e necrose dos vasos.

O processo de desenvolvimento pode ser silencioso. Ele acontece ao longo de anos, mas, quando surgem os sintomas, pode ser fatal. Os fatores de risco para as DCV podem ser modificáveis ou não modificáveis, conforme apresentado na figura 2.

Figura 2. Fatores de risco para as doenças cardiovasculares

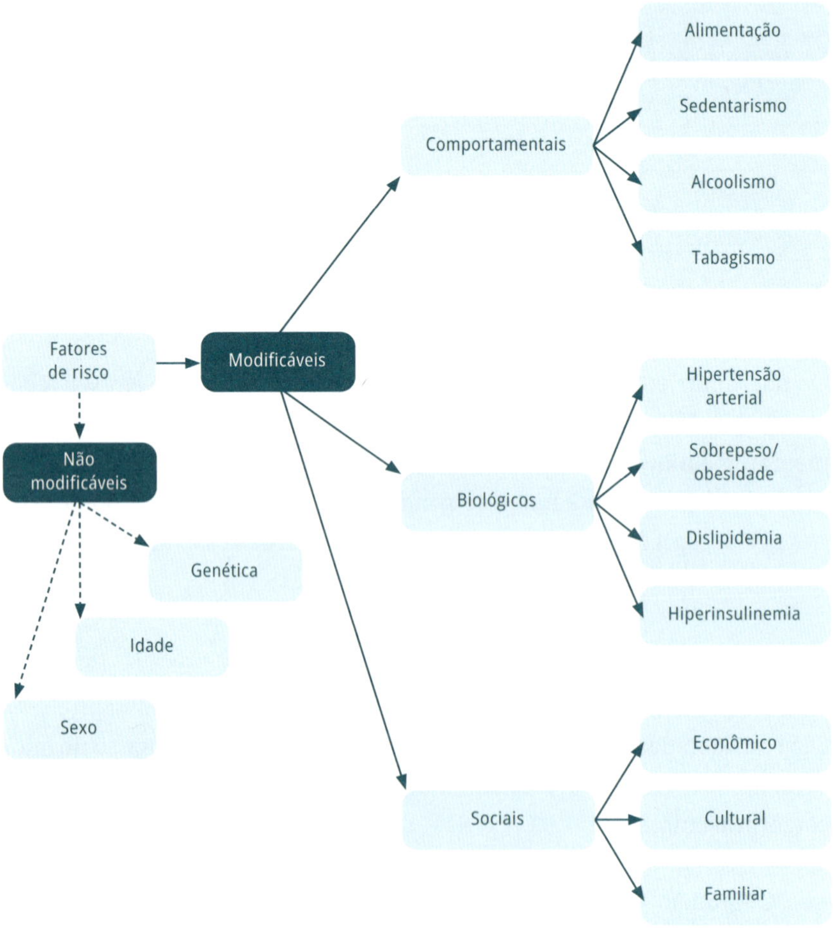

Segundo a World and Health Organization (WHO, 2021), as doenças cardiovasculares (DCVs) são a principal causa de morte no mundo. Estima-se que 17,9 milhões de pessoas morreram de DCV em 2019, representando 32% de todas as mortes globais. Dessas mortes, 85% foram devido à ataque cardíaco e derrame. Das 17 milhões de mortes prematuras (com menos de 70 anos) por doenças não transmissíveis em 2019, 38% foram causadas por DCV.

Para reduzir as DCV, os fatores modificáveis são fundamentais. As mudanças de estilo de vida, entre elas, o padrão alimentar, tornam-se peça-chave para a prevenção e o manejo das doenças.

Aterosclerose

A aterosclerose é uma doença inflamatória crônica de origem multifatorial que acontece em resposta a uma lesão endotelial, prejudicando principalmente a camada íntima de artérias de médio e grande calibres, como a aorta, as coronárias e os vasos cerebrais.

A aterosclerose pode ser causada por múltiplos fatores:

- tabagismo;
- excesso de peso;
- sedentarismo;
- diabetes tipo 2;
- dislipidemia;
- hipertensão arterial sistêmica (HAS).

A aterosclerose se inicia por uma lesão no endotélio provocada pelo acúmulo de gordura na íntima. Esse acúmulo pode levar a disfunção e ativação endotelial, aumentando a permeabilidade e diminuindo a vasodilatação. A ativação aumenta a expressão de citocinas inflamatórias específicas e de moléculas de adesão. As citocinas sinalizam para os monócitos que migram para a região, conectam-se com as moléculas de adesão, fazem a diapedese (passagem pelo endotélio) e entram na íntima. Ao entrar na íntima, elas se diferenciam em macrófagos e fagocitam a LDL oxidada e a lipoproteína rica em TG, transformando-as em células espumosas. As células espumosas produzem mais citocinas inflamatórias, atraindo mais monócitos para a região. Com o acúmulo de células espumosas, linfócitos são recrutados, além de células musculares lisas, que migram para a região tentando encapsular a lesão, formando placas.

As placas podem ficar estáveis, e ocorre um crescimento de fibrina e colágeno, levando a uma oclusão parcial. Outro desfecho possível é a instabilidade da placa devido ao tamanho da lesão, levando a oclusão total, ruptura e trombose. A oclusão pode ser reversível ou não, a depender do tempo, e pode levar a isquemia e hipoxemia, provocando acidente vascular encefálico, infarto agudo do miocárdio e trombose nos membros inferiores.

O tratamento da aterosclerose, que geralmente consiste em restabelecer o fluxo sanguíneo na região afetada, pode ser medicamentoso, com procedimentos invasivos e/ou cirurgias de revascularização.

Dietoterapia da aterosclerose

Não existe uma recomendação dietoterápica específica para a aterosclerose. O melhor tratamento ainda é a prevenção, com a adoção de um estilo de vida saudável e o tratamento clínico dos fatores de risco.

A prevenção da aterosclerose inclui manter uma rotina de atividade física, ter uma alimentação balanceada e saudável (com baixo consumo de gorduras e sal, sem álcool ou tabaco) e controlar os fatores de risco para doenças como obesidade, diabetes, hipertensão e colesterol.

Infarto agudo do miocárdio

O infarto agudo do miocárdio (IAM) é definido por necrose do músculo cardíaco ocasionada por isquemia, redução do fluxo sanguíneo prolongada ou deficiência de oxigênio. A oclusão coronariana é caracterizada por um bloqueio de uma artéria coronária responsável pela alimentação do músculo cardíaco, como consequência de vasoespasmo e/ou trombose sobre uma placa de ateroma ou coágulos.

Fatores de risco, como HAS, dislipidemias, diabetes, obesidade, tabagismo, estresse, além de fatores não modificáveis, como genética, sexo masculino, idade acima de 45 anos para os homens e acima de 55 anos para as mulheres, são determinantes no rompimento das placas ateroscleróticas. Ao se romperem, as placas liberam citocinas inflamatórias que aumentam a adesão e a agregação plaquetária, ativando a cascata de coagulação e formando o trombo. O trombo na placa reduz a passagem da coronária e diminui o fluxo sanguíneo para o miocárdio, levando a uma hipóxia ou redução da oferta de oxigênio.

O IAM acontece em regiões específicas do coração e depende de alguns fatores, como:

- Local e gravidade do estreitamento das placas nas coronárias.
- Tamanho do leito vascular, sistema de tubos responsável pela condução do sangue perfundido pelos vasos estreitos.
- Carência de oxigênio no miocárdio incorretamente perfundido.
- Ampliação do desenvolvimento de vasos sanguíneos colaterais.
- Existência de fatores teciduais que podem alterar o processo de necrose.

Os sintomas podem se manifestar de maneira abrupta, com dor forte e compressiva, descrita como opressora, sufocante ou como se tivesse alguém sentado sobre o peito, geralmente irradiada para o braço esquerdo, o pescoço ou o maxilar, de duração superior a 30 minutos. Pode haver náusea, vômito, fadiga, sudorese, palidez e fraqueza. O paciente ainda pode ter taquipneia, ansiedade, inquietação e sentimento de morte.

O IAM é a primeira causa de mortalidade e falta de capacidade no Brasil e no mundo, e mais de 60% dos óbitos ocorrem no período de uma hora após o evento. As primeiras 48 horas são consideradas o estágio crítico da doença. De 3 a 14 dias, é considerado o estágio agudo, e, de 15 a 90 dias, o estágio convalescente.

Dietoterapia do infarto agudo do miocárdio

Os objetivos da dietoterapia do IAM são:

- Reduzir a sobrecarga cardíaca.
- Impedir arritmias, ofertando alimentos na temperatura corporal.
- Recuperar ou manter o estado nutricional.
- Garantir as necessidades nutricionais por meio de ingestão equilibrada de energia e nutrientes.
- Evitar distensão gástrica, constipação e/ou flatulência.
- Reduzir o excesso de peso quando necessário.

O paciente normalmente fica em jejum prescrito pelo médico nas primeiras 4 a 12 horas após o evento. Ao iniciar a alimentação, devem ser realizadas de quatro a seis refeições/dia, com pequenos volumes, evitando sobrecarga do trabalho cardíaco no processo de digestão. A consistência da dieta pode ser líquida, leve, pastosa ou branda, mas é importante que os alimentos sejam líquidos ou de consistência macia, para melhor mastigação, deglutição e digestão.

Um valor energético de 20 a 30 kcal/kg/dia geralmente supre as necessidades na maioria dos casos. Caso seja necessário o uso de suplementação, o ideal é que sejam suplementos orais hipercalóricos. As prescrições de macronutrientes e micronutrientes devem ser feitas de acordo com o quadro clínico e os resultados de exames laboratoriais do paciente, conforme apresentado no quadro 10. Em relação aos micronutrientes, pode ser importante um aumento de vitamina B_{12}, vitamina B_6 e folato, por conta da homocisteína.

Quadro 10. Recomendações de nutrientes para pacientes com IAM

Energia (kcal/kg/dia)	20 a 30
Carboidratos (% VCT)	50 a 55
Proteínas (% VCT)	15 a 20
Lipídios (% VCT)	25 a 35
AG trans (% VCT)	3
AG saturados (% VCT)	7
AG monoinsaturados (% VCT)	≤ 20
AG poli-insaturados (% VCT)	≤ 10
Sódio (g/dia)	2
Fibras (g/dia)	20 a 30
Ingestão hídrica (mL/kg/dia)*	30

*Pode ser necessária a restrição hídrica, conforme quadro clínico.

Insuficiência cardíaca

A insuficiência cardíaca (IC) é definida por uma síndrome clínica multifatorial ocasionada por deficiência do coração em bombear o sangue (disfunção sistólica) e/ou em organizar o retorno sanguíneo (disfunção diastólica). A IC é uma síndrome multissistêmica que também está associada ao desequilíbrio da função renal e metabólica, à estimulação descompensada do sistema nervoso simpático e às alterações neuro-humorais e inflamatórias.

A incapacidade do coração em manter a circulação, modificando o débito cardíaco, pode ser uma evolução do IAM ou de vários infartos e de sobrecarga no músculo cardíaco. A IC é uma doença de progressão lenta, podendo se manter estável por muitos anos. No Brasil, sua principal causa está associada a cardiopatia isquêmica crônica e HAS. Nas regiões com menos desenvolvimento, é frequente iniciar por doença de Chagas, endomiocardiofibrose e cardiopatia valvular reumática crônica.

Além do IAM e da HAS, são fatores de risco para a IC:

- idade;
- hipertrofia ventricular esquerda;
- valvulopatia;
- obesidade;
- diabetes; e
- dislipidemia.

As principais manifestações são edema periférico, dispneia e cansaço. A deficiência cardíaca do lado direito causa edema de membros inferiores e fadiga. Já a deficiência do lado esquerdo, mais comum, afeta os pulmões, causando edema pulmonar e dispneia. O paciente também pode apresentar retenção líquida e congestão. A IC é uma doença hipercatabólica, ou seja, pode levar a desnutrição e perda de massa muscular.

A progressão da IC traz complicações, como: hipertrofia cardíaca, congestão pulmonar e hepática, taquicardia, edema agudo de pulmão, diminuição de fluxo renal e uremia.

Dietoterapia da insuficiência cardíaca

Os objetivos da dietoterapia da IC são:

- Aliviar os sintomas e aumentar a qualidade de vida.

- Recuperar o estado nutricional e diminuir a sobrecarga cardíaca.
- Garantir as necessidades nutricionais por meio de ingestão equilibrada de energia e nutrientes.
- Eliminar ou reduzir edema.
- Restringir estimulantes cardíacos.
- Prevenir ou corrigir depleções de potássio e de outros nutrientes.

O fracionamento e a consistência são importantes para amenizar os sintomas, oferecer conforto e evitar constipação e distensão abdominal. Em pacientes com dispneia, a consistência pode ser branda, pastosa ou leve. A dieta deve ser livre de alimentos que provocam gases e ser fracionada em seis refeições por dia.

As calorias devem ser capazes de manter o peso e, caso o paciente tenha obesidade, o valor calórico total deve ser reduzido para poupar os trabalhos cardíaco e digestivo. A alta ingestão energética não costuma ser bem tolerada e pode levar a uma hiperalimentação. As preparações devem ter alta densidade calórica e volume reduzido. Podem ser utilizados módulos de nutrientes e suplementos nutricionais, e é possível até mesmo aumentar o percentual de gordura. Em alguns casos, pode ser necessária a terapia de nutrição enteral.

Os carboidratos simples e complexos devem ser mesclados, e, em casos de diabetes e triglicerídeos altos, a proporção deve ser modificada. Os lipídios devem priorizar maior ingestão de ácidos graxos poli-insaturados e monoinsaturados. Em relação às proteínas, além da recomendação por percentual do VCT, pode ser utilizado o valor de gramas por quilo de peso por dia:

- **Desnutrição avançada:** 1,5 a 2 g de proteína/kg/dia.
- **Eutróficos:** 0,8 a 1 g/kg/dia.
- **Função renal reduzida:** 0,8 g/kg/dia.

O quadro 11 apresenta as recomendações dietéticas da IC.

Quadro 11. Recomendações de nutrientes para pacientes com IC

Energia (kcal/kg/dia)*	28 (não desnutridos) a 32 (desnutridos)
Carboidratos (% VCT)	50 a 55
Proteínas (% VCT)	15 a 20
Lipídios (% VCT)	30 a 35
Colesterol (mg/dia)	≤ 200
Potássio (mEq/dia)	50 a 70
Sódio (g/dia)**	2
Fibras (g/dia)	25 a 30
Ingestão hídrica (mL/dia)***	500 a 1.500

* Considerar o peso sem edema.
** Pode variar de acordo com o grau de IC. Evitar alimentos industrializados.
*** Variável; pode ser adaptada individualmente.

Diabetes mellitus

O diabetes mellitus (DM) é definido como um grupo de doenças ou distúrbios metabólicos determinados por hiperglicemia persistente que podem ser por defeitos na produção ou ação da insulina e associados a distúrbios no metabolismo de carboidratos, proteínas e lipídios. Pode acontecer por lesão das células beta pancreáticas, fatores genéticos, fatores imunológicos, estilo de vida e comportamento alimentar.

A classificação sugerida pela OMS, pela Associação Americana de Diabetes (ADA) e pela Sociedade Brasileira de Diabetes (SBD) inclui quatro tipos clínicos para o DM:

1. DM tipo 1 (DM1);
2. DM tipo 2 (DM2);
3. DM gestacional (DMG); e
4. outros tipos específicos de DM.

O DM1 é definido pela destruição progressiva das células beta, que leva a uma deficiência de insulina, com aparecimento abrupto dos sintomas. Seu diagnóstico geralmente é feito na infância e na adolescência. O DM1 pode ser subdivido nos tipos 1A (autoimune) e 1B (idiopático). O DM1A está em 5% a 10% dos casos de DM, sendo o resultado da destruição autoimune de células beta pancreáticas com consequente deficiência de insulina, comprovada por exames laboratoriais. O DM1B não tem uma etiologia conhecida e é a minoria dos casos de DM1. É definido pela ausência de marcadores de autoimunidade contra as células beta pancreáticas e pela não associação a haplótipos do sistema antígeno leucocitário humano (HLA).

O DM2 corresponde de 90% a 95% dos casos e é definido por defeitos na ação e na secreção da insulina e na regulação da produção hepática de glicose. Tem como causa uma interação de fatores genéticos e ambientais, como sedentarismo, dietas ricas em gorduras, obesidade e envelhecimento. A obesidade é um fator de risco importante, pois potencializa modificações hormonais, por exemplo, no hormônio insulina.

O DM2 tem como características a intolerância à glicose e a hiperglicemia persistente, além da resistência periférica à ação da insulina, principalmente no músculo e no tecido adiposo. A insulina controla a homeostase da glicose, ajustando a produção de glicose pelo fígado e sua captação pelos tecidos (muscular e adiposo). A insulina também regula o transporte da glicose, por facilitar a translocação do transportador de glicose (GLUT-4) nos adipócitos e miócitos, respectivamente células que armazenam gorduras e células musculares. No DM2, o indivíduo, a princípio, tem insulina, mas o organismo não responde. Isso pode acontecer por um defeito no receptor que não ativa o GLUT-4, por um defeito na cascata de sinalização ou por uma redução na quantidade de GLUT-4.

O DMG é qualquer intolerância à glicose variável com início ou diagnóstico durante a gestação. Ocorre em 3% a 25% de todas as gestações, geralmente entre 20 e 24 semanas, dependendo da população estudada, e está diretamente ligado ao aumento de morbidade e mortalidade perinatais. As pacientes de alto risco e que, na consulta inicial de pré-natal, no primeiro trimestre de gestação, já cumprem os critérios para DM fora da gestação serão categorizadas não no DMG, mas no DM2. O DMG, assim como o DM2, associa-se tanto à resistência à insulina quanto à diminuição da função das células beta.

Sua fisiopatologia é elucidada por um aumento de hormônios contrarreguladores da insulina, pelo estresse fisiológico imposto pela gestação e por fatores predeterminantes, sejam eles genéticos ou ambientais. O principal hormônio correlacionado com a resistência à insulina durante a gravidez é o hormônio lactogênico placentário, entretanto sabe-se hoje que outros hormônios hiperglicemiantes, como cortisol, estrogênio, progesterona e prolactina, também estão envolvidos.

A quarta classificação são formas menos comuns de DM, cujos defeitos ou processos causadores podem ser identificados. A manifestação clínica é bastante variada e depende da alteração de base. Estão incluídos nesse tipo: os defeitos genéticos na função das células beta (incluindo o DM neonatal) ou na ação da insulina; as doenças do pâncreas exócrino; as endocrinopatias; a indução por medicamentos ou agentes químicos; as infecções; formas incomuns de DM autoimune; e outras síndromes genéticas por vezes associadas ao DM.

As manifestações fisiopatológicas geralmente antecedem o diagnóstico da doença. Denomina-se pré-diabetes o estado em que os valores da glicemia estão acima dos valores de referência, mas ainda abaixo dos valores do diagnóstico de DM. Nesse caso, com a resistência à insulina presente, e se não forem combatidos os fatores de risco modificáveis (que incluem mudança de alimentação e estilo de vida), o pré-diabetes evolui para DM e contribui como fator de risco para doenças cardiovasculares. Normalmente, tanto no pré-diabetes quanto no DM, o paciente é assintomático, e o diagnóstico é feito com base nos exames laboratoriais a seguir:

- **Glicemia de jejum:** coletada em sangue periférico após jejum de 8 horas. Esse exame isolado pode sofrer interferências dependendo da alimentação do dia e do tempo de jejum.

- **Hemoglobina glicada (HbA1c):** reflete níveis glicêmicos dos últimos 3 a 4 meses e sofre menos variações diárias que a glicemia de jejum. Entretanto, em algumas situações, como anemias, hemoglobinopatias e uremia, a glicemia de jejum é o melhor parâmetro. A idade e a etnia também podem interferir no resultado da HbA1c.

- **Teste oral de tolerância à glicose (TOTG):** coleta-se a primeira glicemia de jejum. O paciente ingere 75 g de glicose diluída em água, e coleta-se a glicemia após 2 horas da ingestão. Permite a avaliação da glicemia após sobrecarga, que pode ser a única alteração detectável no início do DM.

Os valores para diagnósticos de DM estão descritos no quadro 12.

Quadro 12. Critérios diagnósticos para DM recomendados pela ADA e pela SBD

Exame	Normal	Pré-diabetes	Diabetes
Glicemia de jejum (mg/dL)	< 100	100 a 125	≥ 126
Hemoglobina glicada (%)	< 5,7	5,7 a 6,4	≥ 6,5
Glicemia de 2 horas após TOTG com 75 g de glicose (mg/dL)	< 140	140 a 199	≥ 200

A Sociedade Brasileira de Diabetes segue os seguintes critérios para o diagnóstico do DM:

- Presença de sintomas como poliúria (urina em excesso), polidipsia (aumento da sede) e perda ponderal com glicemia casual ≥ 200 mg/dL.

- Glicemia de jejum superior ou igual a 126 mg/dL. O exame deve ser feito mais de uma vez, como medida de segurança.

- Glicemia de 2 horas no TOTG ≥ 200 mg/dL.

No DMG, o diagnóstico pode ser realizado em mulheres que apresentem um destes critérios no TOTG: glicemia de jejum ≥ 92 mg/dL; em 1 hora, ≥ 180 mg/dL; e, em 2 horas, entre 153 e 199 mg/dL, com até 20 semanas. Caso a gestante inicie o acompanhamento depois, pelo menos um resultado anormal no TOTG (glicemia de jejum, 1 e 2 horas após a ingestão oral de 75 g de dextrosol), realizado entre a 24ª e a 28ª semana de gestação, caracteriza DMG. Sendo assim, a gestante com glicemia < 92 mg/dL é considerada normal; entre 92 e 125 mg/dL, tem DMG; e, acima de 126 mg/dL, é diagnosticada com DM.

A dosagem de insulina pode ser utilizada no diagnóstico de insulinoma e na avaliação de hipoglicemias e resistência a insulina. Alterações como hemólise, presença de anticorpos anti-insulina em DM1 e uso de insulina podem interferir nos resultados. Outro ponto é o tempo de jejum: se for muito longo, o valor pode estar reduzido.

O índice HOMA-IR (*homeostasis model assessment of insulin resistance*) é utilizado para a avaliação da resistência à insulina e da função das células beta pancreáticas e é calculado pela glicemia de jejum (mg/dL) × 0,0556 × insulina em jejum (μUI/mL) ÷ 22,5.

Para avaliar a resistência à insulina, além do HOMA-IR, existem outros índices (QUICK e TyG) e o fenótipo cintura hipertrigliceridêmica, ou seja, circunferência da cintura (CC) e triglicérides (TG) elevados. Também são utilizados os marcadores de adiposidade central, como a quantidade de tecido visceral na região abdominal, a circunferência do pescoço e a relação cintura-altura. Embora a resistência à insulina tenha sua fisiopatologia bem elucidada e estudada, ainda não há um método de investigação laboratorial padrão ouro para o diagnóstico.

As complicações agudas mais comuns no diabetes são:

- **Hipoglicemia:** glicemia inferior ao normal (70 mg/dL), que pode ser causada por descuidos na alimentação (como intervalos longos ou deixar de fazer uma refeição), erros de dosagem de insulina e/ou em medicamentos, atividade física em excesso e ingestão de álcool. Pode ocasionar confusão mental, fadiga excessiva, problemas na fala, inconsciência e até convulsões. Para a recuperação, é recomendada a ingestão de glicose ou carboidratos.

- **Cetoacidose:** complicação mais comum em DM1 e idosos, causada por insuficiência de insulina para uso da glicose e pelo aumento excessivo de hormônios contrarreguladores, como glucagon e cortisol, e catecolaminas, levando a uma produção de cetonas e à manifestação de hiperglicemia.

Já as complicações crônicas do diabetes são:

- **Doença vascular periférica:** pode causar alterações neuropáticas e pé diabético, que é a principal causa de amputação não traumática de membros inferiores em adultos.

- **Doença cerebrovascular:** obstrução das artérias carótidas por placa de ateroma que impede o fluxo sanguíneo para o cérebro, provocando um acidente vascular cerebral.

- **Nefropatia:** complicação crônica do diabetes que pode desencadear uma insuficiência renal, elevando o risco de mortalidade, principalmente cardiovascular. Inicia com pequena quantidade de albumina na urina.

- **Retinopatia:** distúrbio que é a principal causa de cegueira no DM. Pode ser não proliferativa ou proliferativa, condição associada aos casos graves da doença.

- **Neuropatia:** intercorrência tardia mais comum no DM. No DM2, geralmente está presente no diagnóstico; no DM1, normalmente aparece depois de 5 anos ou mais após o estabelecimento da doença. São alterações correlacionadas com as fibras nervosas e podem ser reversíveis ou irreversíveis.

Em relação aos sintomas, no DM1, com o aumento da glicose na corrente sanguínea e por consequência no ultrafiltrado,[1] há uma dificuldade na reabsorção de glicose, pois ela é realizada por diferença de concentração. Sendo assim, o paciente começa a apresentar glicosúria (presença de glicose na urina). Com a elevação da glicose, os néfrons (parte funcional dos rins) entendem que deve ser aumentada a quantidade de água, levando a um quadro de poliúria, que ocasiona desidratação celular e polidipsia. Como a glicose não entra na célula porque o indivíduo tem pouca ou nenhuma produção de insulina, aumentam o glucagon, as catecolaminas, a glicogenólise e a gliconeogênese. O paciente começa a apresentar cansaço, perda de peso, alterações visuais, infecções, lesões e polifagia (fome).

No DM2, os pacientes apresentam hiperinsulinemia e hiperglicemia, o que favorece o ganho de peso. Eles podem apresentar glicosúria, polidipsia, poliúria e polifagia, mas não como no DM1.

No DMG, as circunstâncias metabólicas do diabetes descompensado são semelhantes às do jejum. A cetoacidose é perigosa ao feto, podendo ser fatal. Outros fatores importantes são a hiperglicemia, a glicosúria, a hipoglicemia e a cetonúria, que necessitam de monitoramento durante a gestação. Existe uma diferença entre cetose de inanição e cetose diabética. No primeiro caso, é necessário administrar alimento; no segundo, deve-se prescrever insulina. A hiperglicemia materna intensifica a produção de hemoglobina glicada, ou seja, a porcentagem das hemoglobinas que estão unidas à glicose, e pode piorar a hipóxia ou a diminuição da concentração de oxigênio nos tecidos, consequências prejudiciais ao feto.

O metabolismo anormal da glicose materna ocasiona uma deficiência de ferro no fígado, no coração e no cérebro dos recém-nascidos de mulheres portadoras do DMG. A ocorrência da doença também pode ocasionar um crescimento desproporcional do bebê e complicações no parto. O crescimento em excesso do bebê, ou macrossomia fetal, está diretamente ligado a

---

1 Ultrafiltrado: subproduto do processo de filtração que os rins executam. O sangue que chega pela artéria renal aferente é filtrado, e parte sai do glomérulo pela arteríola eferente, dando origem ao ultrafiltrado, líquido semelhante ao plasma, mas livre de proteínas. O ultrafiltrado, depois de ter uma parte secretada e reabsorvida, dará origem à urina ao sair do duto coletor.

problemas perinatais, como: morbidade materna, traumas de nascimento, hipoglicemia neonatal, hiperbilirrubinemia e mortalidade perinatal.

Dietoterapia do diabetes mellitus

Além do tratamento medicamentoso, a dietoterapia do DM é fundamental para o controle da doença. A conduta deve ser individualizada e depende do ciclo da vida em que o paciente se encontra, do diagnóstico nutricional, do histórico clínico, do perfil metabólico e dos hábitos alimentares. Os objetivos gerais da dietoterapia do DM são:

- Manter e/ou recuperar o estado nutricional.
- Melhorar o controle glicêmico.
- Amenizar sinais e sintomas.
- Prevenir complicações secundárias a curto e longo prazo.
- Adaptar a prescrição dietética ao uso de fármacos e/ou à atividade física.
- Proporcionar crescimento e desenvolvimento de acordo com o ciclo da vida em que o paciente se encontra.

A recomendação do valor calórico total no DM deve ser individualizada, priorizando uma alimentação saudável, variada e em quantidade suficiente para o controle do peso. No DM2, em pacientes com sobrepeso e obesidade, uma conduta com pequena restrição calórica favorece a perda de peso e o controle glicêmico. As recomendações nutricionais seguem no quadro 13.

Quadro 13. Recomendações nutricionais para DM

Energia (kcal/kg/dia)	Individualizada
Carboidratos (% VCT)	45 a 60
Sacarose (% VCT)	5 a 10
Frutose	Não recomendada a adição em alimentos
Fibras	Mínimo de 14 g/1.000 kcal e de 20 g/1.000 kcal para DM2
Proteínas (% VCT)	15 a 20
Lipídios (% VCT)	20 a 35
AG saturados (% VCT)	< 10
AG trans	Não recomendado
AG poli-insaturados e monoinsaturados	Priorizar
Vitaminas e minerais	Mesma recomendação da população saudável

Fonte: adaptado de SBD (2019).

Além do automonitoramento dos níveis de glicose sanguínea e da adesão ao tratamento médico/farmacológico quando necessário, as mudanças no estilo de vida exercem um papel fundamental em pacientes com DM, em pré-diabéticos ou em indivíduos com risco para a doença. Introduzir hábitos alimentares saudáveis, melhorando a qualidade da dieta e aumentando a ingestão de frutas, verduras e legumes, incorporar a prática regular de exercícios físicos e diminuir ou eliminar a ingestão de álcool e o tabagismo são pontos importantes tanto para o controle quanto para a prevenção da doença.

É importante destacar que, no DM1, que geralmente é diagnosticado em crianças e jovens, não há recomendações nutricionais específicas. Nesses casos, a dietoterapia acompanha as necessidades da faixa etária. O foco nesses casos é uma alimentação saudável, que proporcione crescimento e desenvolvimento, fazendo o controle da glicemia e evitando hipoglicemia ou hiperglicemia. Os carboidratos não devem ser restritos, pois prejudicam o desenvolvimento e o crescimento de crianças; portanto, priorizar a qualidade da alimentação é fundamental.

No DMG, as recomendações nutricionais seguem as mesmas do DM. A SBD frisa a importância em relação ao consumo de carboidratos, que não deve ser inferior a 175 g, valorizando-se os alimentos integrais, os produtos lácteos com baixo teor de gorduras, os vegetais e as frutas, que devem ser incluídas no total de carboidratos da dieta. A sacarose não precisa ser restrita na dieta, mas excessos não devem ocorrer. Em relação às proteínas, a ingestão mínima deve ser de 1,1 g/kg/dia. No DMG, o controle da glicemia é um ponto de atenção, bem como o pleno desenvolvimento do bebê, o ganho de peso adequado da gestante e a saúde de ambos.

Doença pulmonar obstrutiva crônica

A bronquite crônica, o enfisema pulmonar e até mesmo a asma brônquica são as principais ocorrências da doença pulmonar obstrutiva crônica (DPOC). A lesão nos brônquios e alvéolos pulmonares causada por essas doenças termina por afetar as trocas gasosas e pode levar a um quadro de DPOC.

A DPOC é definida por uma diminuição não totalmente reversível da função pulmonar, que pode ser prevenida e tratada. Caracteriza-se como uma doença respiratória progressiva, na qual há uma obstrução crônica do fluxo aéreo, normalmente correlacionada a uma resposta inflamatória disfuncional dos pulmões frente à inalação de partículas ou gases tóxicos, ocasionalmente iniciada pelo tabagismo.

Geralmente acomete indivíduos por volta dos 50 ou 60 anos e tem como fatores de risco:

- tabagismo;
- exposição ocupacional à fumaça de combustível e/ou cigarros;
- tuberculose pulmonar;
- infecção respiratória grave durante a infância;

- bronquite, enfisema e asma tratadas inadequadamente;
- condição socioeconômica.

Além de afetar o sistema respiratório, a DPOC pode ocasionar perda de peso e/ou redução do índice de massa corporal e da capacidade física; alterações metabólicas; elevação da circulação de mediadores inflamatórios e proteínas de fase aguda; e miopatia provocada por drogas.

A DPOC é uma doença hipercatabólica, e mesmo pacientes com uma ingestão alimentar normal podem estar em déficit energético e perder peso. Sintomas como saciedade precoce e anorexia também são perceptíveis por causa da dispneia e da fadiga, com resultados sobre a composição corporal, podendo evoluir até a caquexia, que é comum e atinge de 20% a 40% dos pacientes. A redução da massa magra costuma ocorrer com maior frequência nos membros inferiores.

Dietoterapia da doença pulmonar obstrutiva crônica

Os objetivos da dietoterapia da DPOC são:

- Aliviar os sintomas e o desconforto respiratório.
- Manter ou recuperar o estado nutricional.
- Garantir as necessidades nutricionais por meio de ingestão equilibrada de energia e nutrientes.
- Evitar a perda de peso e o hipercatabolismo.
- Prevenir a desidratação.
- Impedir a constipação intestinal na recuperação.

As recomendações nutricionais para DPOC dependem do estado nutricional do paciente e da fase da doença (catabolismo ou anabolismo). Em relação às calorias, elas podem ser estimadas por meio da fórmula de gasto energético total de Harris-Benedict ou por gramas por kg de peso ideal. Em pacientes desnutridos, o VCT pode ser aumentado em 500 a 1.000 kcal/dia. Já em casos de obesidade, deve ser diminuído em 500 kcal/dia em relação ao GET.

Os macronutrientes devem seguir as recomendações da população adulta saudável (quadro 14), mas é recomendada uma oferta energética e proteica suficiente (mínimo de 1 a 2 g/kg/dia) para recuperar ou manter o estado nutricional. As fibras devem ser em sua maior parte insolúveis, para poupar o sistema digestivo.

Quadro 14. Recomendações de macronutrientes para pacientes com DPOC

Recomendação	Catabolismo*	Anabolismo
Energia (kcal/kg/dia)	25 a 35	40 a 45
Carboidratos (% VCT)	50 a 60	
Proteínas (% VCT)	15 a 20	
Lipídios (% VCT)	25 a 30	

* Evitar hiperglicemias, edemas e esteatose devido à retenção de CO_2.

É importante destacar que o fracionamento deve ser de quatro a seis refeições, com redução de volume. Na fase compensada ou sem crise respiratória, geralmente a via de alimentação é oral, com utilização de alimentos com alta densidade calórica, uso de suplementos e, caso necessário, nutrição enteral. Na fase descompensada, na qual normalmente o paciente está em ventilação mecânica, a sonda da nutrição enteral deve ser posicionada no duodeno, para evitar a broncoaspiração. Após a retirada dos tubos, a dieta deve evoluir a partir de uma dieta líquida espessada.

Os micronutrientes para pacientes com DPOC estável dependem do quadro clínico da doença, de outras comorbidades e do estado nutricional. Para pessoas que ainda fumam, é fundamental uma suplementação adicional de vitamina C. A ingestão de vitaminas e minerais deve ser no mínimo a ingestão dietética de referência (DRI).

Câncer

O câncer pode ser definido pelo aglomerado de mais de cem doenças que geralmente apresentam o desenvolvimento maligno e desorganizado de células, invadindo tecidos e órgãos, e que podem ocasionar metástase para outras regiões do corpo.

A etiologia do câncer está diretamente ligada às causas externas ou internas ao organismo, muitas vezes correlacionadas umas às outras. As causas externas englobam o meio ambiente e hábitos dentro de um ambiente social e cultural, e as causas internas incluem comumente fatores geneticamente predeterminados e estão relacionadas à capacidade do organismo de combater as agressões externas. De 80% a 90% dos cânceres diagnosticados estão associados a fatores ambientais. O tabagismo, responsável por aproximadamente 22% das mortes, é o fator de risco mais relevante. São fatores de risco:

- tabagismo;
- sobrepeso e obesidade;
- alimentação pobre em frutas, legumes e verduras;
- sedentarismo;
- alcoolismo;
- poluição ambiental;
- doença sexualmente transmissível (infecção por HPV);
- hepatite;
- outras infecções cancerígenas; e
- radiação.

O câncer pode aparecer em qualquer parte do corpo, mas algumas são mais afetadas do que outras. As partes do corpo mais afetadas são: pulmão, mama, colo do útero, próstata, cólon e reto (intestino grosso), pele, estômago, esôfago, medula óssea (leucemias) e cabeça e pescoço. De qualquer maneira, cada órgão pode ser atingido por tipos de tumores diferentes, uns menos agressivos e outros mais.

O câncer se inicia a partir da alteração de células normais em tumorais, em um processo de vários estágios, que normalmente evolui de uma lesão pré-cancerosa para um tumor maligno. Os oncogenes são genes modificados que provocam o desenvolvimento de tumores e modificam a morte celular planejada, ou apoptose. O bloqueio da apoptose viabiliza a sobrevida das células cancerígenas geneticamente deterioradas. Já os genes supressores tumorais fazem o trabalho oposto dos oncogenes e são inativos no processo de carcinogênese.

O processo de carcinogênese é dividido em três estágios:

1. **Iniciação:** surge a célula cancerosa, e, por ação de agentes agressores externos, a célula é modificada, alterando a estrutura do seu DNA, e mutada. Caso o agente iniciador seja retirado, pode ser que a célula não sobreviva ou se torne um tumor benigno.

2. **Promoção:** a célula continua a sofrer ação dos agentes iniciadores, e a persistência do agente agressor (que pode levar meses ou anos) leva ao desenvolvimento do tumor. Pode demorar um tempo para ele ser detectado por exame.

3. **Progressão:** um conjunto de células aglomeradas tumorais se desenvolve, e a multiplicação acontece de maneira acelerada, descontrolada e irreversível. O tumor primário é formado, começa a invadir o próprio órgão do tumor e, depois, os tecidos vizinhos, por meio da metástase. Os sintomas já começam a aparecer.

Os tumores podem ser diferenciados em benignos ou malignos (quadro 15).

Quadro 15. Diferenças entre tumores benignos e malignos

Tumor	
Benigno	**Maligno**
Células semelhantes ao tecido normal	Células diferentes do tecido normal
Estrutura típica e organização	Estrutura atípica e desorganização
Crescimento progressivo	Crescimento rápido
Pode regredir	Não regride
Mitoses normais e raras	Mitoses anormais e numerosas
Massa bem delimitada	Massa pouco delimitada
Não invadem e nem infiltram tecidos vizinhos	Invadem e infiltram tecidos vizinhos
Não desenvolve metástase	Metástase frequente

Fonte: adaptado de Martucci (2014).

O desenvolvimento dos tumores malignos é acompanhado por infiltração, invasão, angiogênese e eliminação gradativa do tecido anexo. As neoplasias malignas podem ser chamadas de carcinomas, quando têm origem em qualquer tipo de epitélio, ou adenocarcinoma, quando provenientes de epitélio glandular endócrino ou exócrino.

As principais alterações metabólicas provocadas pelo câncer são:

- **Metabolismo dos carboidratos:** o aumento de citocinas inflamatórias que começam a bloquear os receptores de insulina pode levar a um quadro de resistência à insulina, intolerância à glicose e alteração nas células pancreáticas. O paciente fica hiperglicêmico, e isso facilita o desenvolvimento do tumor. Como o processo de captar glicose fica comprometido, outras vias começam a ser ativadas, como a lipólise e a proteólise. Isso resulta em redução da gordura corporal e da massa muscular, perda de peso, caquexia e anorexia fisiológica.

- **Metabolismo dos lipídios:** elevação da atividade da lipase lipoproteica e liberação de fatores tumorais lipolíticos, provocando aumento da lipólise e diminuição da síntese de ácidos graxos.
- **Metabolismo das proteínas:** perda de músculo esquelético mediado por citocinas inflamatórias.

Por conta da perda de peso severa que pode levar a caquexia, a desnutrição atinge de 40% a 80% dos pacientes oncológicos. A caquexia causa perda tecidual, de tecido gorduroso e de massa muscular; alteração das fibras musculares e anorexia; eventual atrofiamento de órgãos e vísceras; e déficit nutricional, que pode piorar o quadro clínico do paciente e sua resposta ao tratamento.

A anorexia pode piorar na presença de alguns fatores:

- alimentos pouco apetitosos;
- disfagia (dificuldade de engolir);
- odinofagia (dor ao engolir);
- disosmia (alteração no olfato);
- disgeusia (alteração no paladar);
- xerostomia (boca seca);
- mucosite (inflamações ou feridas na boca ou na garganta);
- aftas;
- náuseas e medo de vomitar;
- problemas dentários;
- desidratação;
- constipação;
- plenitude gástrica; e
- ansiedade e depressão.

O paciente oncológico pode apresentar muitos sinais e sintomas decorrentes do câncer e do tratamento médico, por isso é fundamental o acompanhamento nutricional dentro da equipe multidisciplinar.

Dietoterapia do câncer

Os objetivos da dietoterapia do câncer são:

- Prevenir ou corrigir a desnutrição.
- Evitar a perda de peso e de massa magra e o hipercatabolismo.
- Manter ou recuperar o estado nutricional.
- Minimizar sinais e sintomas decorrentes do tratamento.
- Garantir as necessidades nutricionais por meio de ingestão equilibrada de energia e nutrientes.
- Aumentar, por meio da nutrição, o potencial de resposta orgânica frente ao tratamento.

A via de administração depende da funcionalidade do TGI e pode ser: oral, enteral ou parenteral. Como minimizar sinais e sintomas é um dos objetivos da dietoterapia, algumas modificações na alimentação via oral são importantes:

- **Consistência:** facilitar a digestão, poupar o TGI e ajudar pacientes com dificuldades em engolir.
- **Conteúdo:** priorizar preferências alimentares e evitar alimentos que causem aversão, sejam flatulentos e tenham forte odor.
- **Temperatura:** alimentos muito quentes aumentam as náuseas.
- **Fracionamento:** atenção às quantidades e ao volume das refeições.
- **Alterações de paladar:** normalmente, os pacientes preferem alimentos doces e sentem um gosto metálico na boca.

- **Higiene dos alimentos:** fundamental para pacientes com imunodepressão.

Dependendo do tipo e estágio da doença e da fase do tratamento, o gasto energético pode estar aumentado ou diminuído. Além da ingestão calórica, é fundamental o ajuste proteico, para evitar a desnutrição. A ingestão hídrica também deve ser ajustada para a correta hidratação e por causa de sintomas como diarreia, febre e náuseas. As principais recomendações nutricionais estão descritas no quadro 16.

Quadro 16. Recomendações nutricionais para pacientes oncológicos

Nutriente	Recomendação	Quantidade
Energia (kcal/kg/dia)	Realimentação, pós-operatório, sepse, paciente com obesidade	20 a 25
	Manutenção de peso	25 a 30
	Ganho de peso	30 a 35
	Repleção (caquexia)	35 a 45
Proteínas (g/kg/dia)	Sem complicações	1 a 1,2
	Estresse moderado	1,2 a 15
	Estresse grave	1,5 a 2
Carboidratos (% VCT)		50 a 60
Lipídios (% VCT)		25 a 30
AG saturados (% VCT)		≤ 7
AG monoinsaturados (% VCT)		10 a 20
AG poli-insaturados (% VCT)		≤ 10
Água (mL/kg/dia)		25 a 35

Fonte: adaptado de Martucci (2014).

Alimentos hipercalóricos e hiperproteicos são importantes para pacientes com baixo peso, risco nutricional, caquexia ou dificuldade em atingir as necessidades nutricionais por meio da alimentação via oral. Incluir antioxidantes e alimentos ricos em vitaminas A, C e E, selênio e zinco também é uma ótima estratégia, por conta da toxicidade e do aumento do estresse oxidativo provenientes da quimioterapia.

Doença renal crônica

A doença renal crônica (DRC) pode ser definida como uma diminuição lenta, progressiva e irreversível das atividades e funções renais (glomerular, tubular e endócrina), que se mantém por três meses ou mais. Em sua fase mais avançada ou terminal, é chamada de insuficiência renal crônica (IRC). Nessa fase, os rins não conseguem mais manter a normalidade do meio interno.

Segundo o guia norte-americano de condutas em nefrologia *Clinical practices guidelines for chronic kidney disease*, da National Kidney Foundation (NKF), além dos desequilíbrios estruturais e funcionais dos rins pelo período maior que 3 meses, pode acontecer ou não uma diminuição na taxa de filtração glomerular (TFG) para um valor menor que 60 mL/min (LEVEY *et al.*, 2003).

A etiologia da DRC compreende a hipertensão arterial sistêmica, o diabetes mellitus e as glomerulonefrites como as causas mais comuns. Além disso, rins policísticos, lúpus eritematoso sistêmico, doenças congênitas e pielonefrites também são fatores etiológicos das doenças renais, mas com uma menor frequência. Outras causas de DRC incluem: obstrução do trato urinário, infectantes, fármacos e agentes tóxicos, ambientais e ocupacionais, como chumbo, cádmio, mercúrio e cromo. O DM é o principal fator etiológico de DRC no mundo, seguido pela HAS.

Em relação à fisiopatologia, quando se inicia uma lesão renal, começa um processo de diminuição progressiva e irreversível das funções, com diversas adaptações estruturais e funcionais. Destacam-se a redução do número de néfrons, a hiperplasia renal e a elevação da TFG em indivíduos com lesão nos rins, mas ainda com função renal normal. Os glomérulos também passam por adaptações que ocasionam hipertensão glomerular, e, com diminuição da seletividade, o túbulo proximal aumenta de tamanho e de capacidade de reabsorção, elevando a secreção de potássio e a reabsorção de sódio. Todos esses mecanismos são ativados até certo limite, conforme as lesões renais progridem, para manter os rins funcionando. Em um primeiro momento, a TFG pode melhorar, mas, em longo prazo, os néfrons diminuem e a insuficiência renal progressiva é instaurada.

São cinco os estágios para a doença renal (quadro 17), mais o "estágio 0", no qual estão incluídas as pessoas com HAS, DM ou antecedente familiar de DRC. No estágio 1, já há um dano real, com TFG normal ou elevada; no estágio 2, há uma redução leve da TFG; no estágio 3, dividido em "a" e "b", a TFG é de leve/moderada a severamente reduzida; no estágio 4, a doença renal é grave; e, no estágio 5, já é classificada como insuficiência renal, com TFG menor que 15 mL/min/1,73 m², e há necessidade de uma terapia substitutiva da função renal ou até de um transplante.

Quadro 17. Estágios da DRC de acordo com a TFG

Estágio	TFG (mL/min/1,73 m²)	Característica da TFG
1	≥ 90	Normal ou elevada
2	60 a 89	Levemente reduzida
3a	45 a 59	Leve a moderadamente reduzida
3b	30 a 44	Moderada a severamente reduzida
4	15 a 29	Severamente reduzida
5	< 15	Insuficiência renal

Fonte: adaptado de Gonçalves e Canziani (2016).

A diminuição ou perda da função renal aumenta a incapacidade de produção de hormônios específicos, além de ocasionar diversos desequilíbrios oriundos da concentração indevida de solutos e o aumento de substâncias tóxicas que não foram excretadas na urina, mais comumente chamado de síndrome urêmica ou uremia. As principais alterações metabólicas incluem aumento do volume extracelular, acidose metabólica, anemia, HAS, aterosclerose, insuficiência cardíaca, arritmia, edema, osteodistrofia renal, resistência à insulina e redução da secreção pelas células beta pancreáticas, dislipidemia, além de alterações gastrointestinais, como anorexia, náuseas, vômitos e até diarreias em pacientes nos estágios 4 e 5 da DRC. Outras manifestações clínicas abrangem: sistema nervoso central (insônia, tremor, fadiga, cefaleia, demência); nervos periféricos (cansaço, fraqueza, paresia, hipotensão); pele (secura, prurido, pigmentação, sangramento); sistema imune (inflamação, suscetibilidade a infecções); alterações endócrinas e metabólicas (hiperparatireoidismo, hipoalbuminemia, catabolismo proteico); entre outros.

O tratamento da DRC inclui duas fases diferentes: a primeira, chamada de tratamento conservador, ou tratamento pré-dialítico, tem como objetivo desacelerar a progressão da doença e está atrelada aos estágios 1 a 4; a segunda, atrelada ao estágio 5 da doença, é chamada de terapia renal substitutiva (TRS), ou tratamento dialítico, e engloba a diálise peritoneal ambulatorial contínua (CAPD) e a hemodiálise (HD). Neste último estágio, também está incluso o transplante renal como forma de tratamento. É importante destacar que, no tratamento conservador, as intervenções, como controle glicêmico, de peso e da pressão arterial, devem ser antecipadas. O trabalho da equipe multidisciplinar deve ser bem coordenado, pois, além da equipe médica, o nutricionista tem papel importante na dietoterapia desses pacientes.

Além disso, na TRS, a CAPD deve ser utilizada em crianças e pacientes nos quais não é possível obter um acesso vascular para a HD. Na CAPD, é utilizado um equipamento específico que infunde e drena uma solução especial, o dialisato, diretamente no abdômen do paciente, sem contato direto com o sangue. Na HD, também existe um equipamento específico que filtra o sangue diretamente e o devolve ao corpo do paciente com menos impurezas. É importante destacar que a HAS, o DM e a glicemia devem ser monitorados e tratados, pois podem ser tanto causas como consequências da DRC. Outros pontos de atenção são a dislipidemia, a obesidade, as doenças cardiovasculares, o tabagismo e o sedentarismo.

Em relação às alterações nutricionais, na DRC, as transformações corporais podem gerar um estado inflamatório com o acúmulo de resíduos nitrogenados, além de hipercatabolismo, perda de apetite, alterações hormonais e acidose metabólica. Com a redução da TFG, diminui o fósforo filtrado, o que ocasiona elevação do fosfato plasmático e diminuição do cálcio ionizável. Como consequência, surge o paratireoidismo secundário, que, em vez de aumentar a excreção de fosfato e elevar o nível de cálcio no plasma, na DRC diminui a excreção de fosfato e aumenta a retirada de cálcio do osso. A forma ativa da vitamina D sintetizada no rim e sua biodisponibilidade reduzem com a progressão da DRC.

Os episódios de vômitos e diarreia podem aumentar o magnésio plasmático e causar depleção de sódio e água, o que piora o estado urêmico. A ineficiência na excreção de sódio e água aumenta a retenção hídrica, podendo provocar insuficiência cardíaca congestiva, edema pulmonar e hipertensão. Também não são descartadas perdas excessivas de sódio, elevando o risco de hipotensão e hipovolemia. A acidose metabólica ocorre devido à menor capacidade de o rim excretar íons de hidrogênio, fabricar amônia e conservar bicarbonato. Com a diminuição da secreção da eritropoetina, pode acontecer a anemia, com a redução na produção de hemácias e devido à propensão de hemorragias em pacientes com uremia. Outro ponto importante diz respeito à resistência à insulina, que aumenta a glicemia e diminui a captação da glicose.

Além de vômitos, o paciente pode apresentar os seguintes sintomas:

- falta de apetite;
- cansaço e falta de fôlego;
- problemas de sono;
- mau hálito;

- edema;
- coceira; e
- dor no peito por sobrecarga cardíaca e pulmonar.

Dietoterapia da doença renal crônica

Os objetivos gerais da dietoterapia da DRC são:

- Reduzir sinais e sintomas.
- Evitar a perda de massa magra e o hipercatabolismo.
- Manter ou recuperar o estado nutricional.
- Evitar desidratação e edemas.
- Corrigir a deficiência de eletrólitos.
- Retardar a progressão da doença renal.

A terapia nutricional depende de em qual fase da doença o paciente se encontra, ou seja, se está na fase pré-dialítica, também conhecida como tratamento conservador, ou na TRS, que é a fase dialítica (HD ou CAPD).

No tratamento conservador ou pré-dialítico (quadro 18), os objetivos da intervenção dietética são: retardar a progressão da DRC; minimizar os sintomas decorrentes da síndrome urêmica; reduzir o acúmulo de compostos nitrogenados; evitar desidratação ou edemas; corrigir a depleção de eletrólitos; manter ou recuperar o estado nutricional. Em relação às proteínas, a dieta pode ser de normoproteica a hipoproteica, dependendo da TFG, pois a restrição proteica reduz a pressão intraglomerular e o consumo de oxigênio por causa da menor excreção de compostos nitrogenados, além de diminuir os lipídios séricos e o desequilíbrio eletrolítico. O valor de energia fica em torno de 30 kcal/kg/dia a 35 kcal/kg/dia, uma dieta normocalórica; os carboidratos geralmente ficam em torno de 50% a 60% do VCT; os lipídios, entre 25% e 35% do VCT.

Quadro 18. Recomendações nutricionais para pacientes em tratamento conservador

Nutriente	Recomendação	
Energia (kcal/kg/dia)	≥ 60 anos	30 a 35
	< 60	35
Proteínas (g/kg/dia)	Estágios 1 e 2	0,8 a 1
	Estágio 3	0,6 a 0,75
	Estágios 4 e 5	0,6 a 0,75
		0,3, suplementada com aminoácidos essenciais e cetoácidos
	Diabetes descompensado	0,8
	Proteinúria > 3 g/24 h	0,6 a 0,8
		0,8 + 1 g de proteína para cada g de proteinúria
Carboidratos (% VCT)	50 a 60	
Lipídios (% VCT)	25 a 35	
AG saturados (% VCT)	≤ 7	
AG monoinsaturados (% VCT)	> 20	
AG poli-insaturados (% VCT)	> 10	
Fibras (g)	20 a 25	
Potássio (mEq/dia)	40 a 70	
Sódio (g/dia)	2	
Ferro (mg/dia)	Avaliar individualmente	
Líquidos	De acordo com o volume de excreção urinária	

Fonte: adaptado de Avesani e Cuppari (2016).

No tratamento dialítico (quadro 19), o foco principal é evitar a desnutrição energético-proteica (DEP) e o hipercatabolismo. Portanto, a monitoração periódica do estado nutricional deve fazer parte do acompanhamento de pacientes em diálise, sendo fundamental para prevenir, diagnosticar e tratar a desnutrição. A dieta deve ser hiperproteica para evitar a DEP, diferentemente do tratamento conservador, no qual geralmente há uma restrição proteica, com faixa de 1,2 g/kg/dia a 1,5 g/kg/dia. Os valores de carboidratos e lipídios se assemelham aos do tratamento conservador, porém, se o paciente estiver hiperglicêmico, deve-se trabalhar com carboidratos na faixa mínima, mas não inferior a 50% do VCT. Outro ponto de diferença em relação ao tratamento conservador diz respeito ao cálcio, mineral que pode ficar elevado, e à vitamina D, que não é convertida por conta do metabolismo ósseo. O fósforo geralmente fica em excesso, pois não é totalmente removido na diálise, e, muitas vezes, os líquidos são restritos se houver oligúria.

Quadro 19. Recomendações nutricionais para pacientes em TRS

Nutriente	Estado nutricional	Hemodiálise	Diálise peritoneal
Energia (kcal/kg/dia)	Manutenção	30 a 35	25 a 35
	Sobrepeso ou obesidade	20 a 30	20 a 25
	Baixo peso	> 35	> 35
Proteínas (g/kg/dia)	Manutenção	1,2	1,3
	Baixo peso	1,2 a 1,4	1,3 a 1,5
Carboidratos (% VCT)		50 a 60	50 a 60 (35 oral + dialisato)
Lipídios (% VCT)		30 a 35	30 a 35
AG saturados (% VCT)		≤ 7	≤ 7
AG monoinsaturados (% VCT)		> 20	> 20
AG poli-insaturados (% VCT)		> 10	> 10
Fibras (g)		20 a 25	20 a 25
Potássio (mEq/dia)		40 a 70	40 a 70

(cont.)

Nutriente	Estado nutricional	Hemodiálise	Diálise peritoneal
Sódio (g/dia)		2	2
Ferro (mg/dia)		Avaliar individualmente	
Líquidos (mL/dia)		600 + volume urinário	Sem restrição
Cálcio (mg/dia)		< 1.000	< 1.000
Fósforo (mg/dia)		800 a 1.000	800 a 1.000

Fonte: adaptado de Rezende (2016).

Doenças do sistema digestório

Introdução sobre o sistema digestório

O sistema digestório tem como função mais importante manter um fluxo contínuo de nutrientes, água e eletrólitos dos alimentos consumidos para o interior do organismo. Para ser disponibilizado às células que o utilizarão como energia para as mais diversas atividades, o alimento precisa ser digerido em moléculas pequenas, a fim de ser absorvido no trato gastrointestinal, e, na sequência, ocorre a distribuição do sistema circulatório para as células. O processo envolve ingestão, digestão, absorção, distribuição e utilização.

São quatro os processos digestivos fundamentais:

- **Mobilidade:** movimentos propulsores que empurram o conteúdo adiante no TGI com velocidade variável, dependendo das funções executadas, e misturam os sucos digestivos que facilitam no processo de absorção.
- **Secreção:** processo de produção de sucos digestivos no lúmen do sistema digestório através de glândulas exócrinas; as células

endócrinas secretam hormônios gastrointestinais no sangue que ajudam na mobilidade digestiva e na secreção de glândulas exócrinas.

- **Digestão:** trabalho executado pelas enzimas produzidas no TGI, ocasionando a decomposição bioquímica dos alimentos complexos em moléculas simples e de fácil absorção.
- **Absorção:** processo no qual as pequenas moléculas da digestão passam para a linfa ou o sangue.

Doenças da cavidade oral

O processo digestivo se inicia na cavidade oral (CO). A saliva e a mastigação formam o bolo alimentar e, juntamente com a faringe, iniciam o processo de deglutição. As doenças da CO geralmente estão atreladas a uso de medicamentos e deficiências de nutrientes. Dependendo da gravidade, elas podem comprometer a mastigação e até mesmo a deglutição.

A cárie dentária é a infecção mais comum na cavidade oral e é uma das doenças na qual a prevenção já está amplamente estabelecida. Geralmente acomete grande parte de crianças, adolescentes e indivíduos de baixa renda. A cárie é uma doença multifatorial, e suas principais causas estão relacionadas com práticas de higiene bucal, placa bacteriana, estado imunológico e nutrição. Além da cárie dentária, as deficiências de vitaminas do complexo B, como riboflavina, ácido fólico e vitamina B_{12}, vitamina C e minerais como ferro e zinco estão diretamente ligadas às doenças na cavidade oral, porque afetam os tecidos da mucosa e contribuem para o desenvolvimento de lesões na boca, na língua e na gengiva.

A estomatite é uma inflamação da mucosa oral que reveste a boca. Ela tem etiologia multifatorial por infecções bacterianas ou virais, traumas ou reações do sistema imune. Geralmente acomete de 20% a 50% da população mundial e pode estar associada à ingestão de alguns alimentos que contêm ácido ascórbico e glúten.

A gengivite é uma inflamação da gengiva, e sua causa direta está relacionada com uma placa ou uma película, sem cor, de bactérias, que se forma, de maneira constante, nos dentes e na gengiva. As bactérias produzem toxinas que machucam e irritam a mucosa da gengiva, causando a gengivite.

A candidíase oral é uma doença infecciosa causada pelo fungo *Candida*, sendo o mais comum o fungo *Candida albicans*. Acontece geralmente na pele e na mucosa. A etiologia da candidíase está relacionada com imunidade, disbiose intestinal, desnutrição, diabéticos descompensados, uso excessivo de antibióticos, próteses dentárias mal adaptadas e falta de higiene oral.

O herpes labial é uma infeção causada pelo vírus *herpes simplex* e pelo citomegalovírus, causando dor, feridas, coceira e vermelhidão e diminuindo a ingestão alimentar. O herpes é um vírus que, uma vez adquirido, pode ficar inativo por longos períodos e se manifestar quando há baixa imunidade.

Outro tipo de doença da cavidade oral, mas não tão comum e que afeta a língua, são os tumores, que podem prejudicar tanto a mastigação quanto a deglutição, dependendo da região. O câncer de boca, muito ligado ao uso de tabaco e álcool, pode comprometer de maneira significativa o estado nutricional do paciente, pela dificuldade na ingestão alimentar.

A perda de dentes e as próteses removíveis ou dentaduras também podem comprometer a mastigação e, de maneira indireta, os hábitos e as escolhas alimentares, levando a uma diminuição na ingestão de carne, grãos integrais, frutas e vegetais e comprometendo o estado nutricional.

Dietoterapia das doenças da cavidade oral

Os objetivos da dietoterapia das doenças da cavidade oral são:

- Minimizar sintomas manifestados.
- Manter ou recuperar o estado nutricional.

- Avaliar a tolerância do paciente, adaptando a textura e a consistência da dieta.
- Facilitar a ingestão, melhorando a aceitação.

A seguir, é descrita a conduta dietoterápica das doenças da cavidade oral:

- **Via de administração:** oral, se o paciente consegue ingerir, deglutir e digerir o alimento (seguir critérios de nutrição enteral caso o paciente não consiga se alimentar por via oral).
- **Consistência:** geral (lesões pequenas), branda (se o processo de mastigação causar desconforto e dor; alimentos mais bem cozidos facilitam); pastosa (se houver problemas de deglutição, disfagia ou dor); líquida (se houver muita inflamação e dor muito intensa).
- **Temperatura:** ambiente ou fria, evitando-se temperaturas extremas.
- **Fracionamento:** seis a oito refeições por dia (em pequenos volumes).
- **Energia:** valor calórico total suficiente para manter o estado nutricional.
- **Macronutrientes:**
    - Proteína (de 1 a 1,5 g/kg/dia).
    - Lipídio (25% a 30% do VCT).
    - Carboidrato (50% a 60% do VCT).
- **Fibras:** 20 a 25 g (depende da consistência da dieta).
- **Micronutrientes (suplementação, caso necessário, ou priorizar fontes alimentares):** antioxidantes, como as vitaminas A, C e E, ajudam na cicatrização e na síntese de colágeno; vitamina D e cálcio (dentes); zinco pode ajudar a diminuir infecções; ferro (sistema imune); vitaminas do complexo B (sinais e sintomas na região bucal).

- **Água:** pelo menos 2 L/dia.
- **Outros nutrientes:** imunomoduladores (zinco, ômega 3, arginina e glutamina).
- **Orientações nutricionais:** na presença de úlcera, excluir alimentos ácidos (tomate e cítricos); evitar condimentos picantes; atenção ao sal; preferir alimentos mais úmidos (caldos, cremes, ovos); evitar alimentos secos (pães, torrada), verduras cruas e alimentos que grudam (nozes, pasta de amendoim, queijo mole).

Disfagia

A deglutição é o ato em que o bolo alimentar e os líquidos percorrem a cavidade oral e a faringe até o estômago, passando pelo esôfago. O processo começa quando o bolo alimentar é empurrado voluntariamente pela língua, passando pela parte de trás da boca e atingindo a faringe. Essa ação induz os receptores de pressão da faringe que encaminham impulsos ao centro de deglutição no cérebro, ativando os músculos envolvidos na atividade.

São duas fases nesse processo: a orofaríngea e a esofágica. Ao longo da fase orofaríngea, o alimento é impossibilitado de invadir vias erradas, e o esfíncter faringoesofágico impede a entrada de ar no TGI durante a respiração. A fase esofágica compreende o avanço do bolo do esôfago para o estômago por meio das ondas peristálticas. O esfíncter gastroesofágico impede o refluxo do conteúdo gástrico, e a secreção esofágica lubrifica e protege o esôfago de qualquer possível danificação do bolo pelo canal. A passagem do alimento da faringe ao esôfago leva de 6 a 10 segundos, por isso não há digestão ou absorção nessa região.

A disfagia é definida como uma dificuldade de deglutir e pode ocasionar deficiências nutricionais por ingestão e absorção insuficientes, levando a desnutrição, além de desidratação e broncoaspiração ou comprometimento do pulmão. A disfagia pode ser orofaríngea, que é a dificuldade inicial de deglutição, ou esofágica, sensação de que o alimento fica preso entre a garganta e o estômago após a deglutição. As principais características da disfagia nas diferentes fases são apresentadas no quadro 20.

Quadro 20. As diferentes fases da disfagia segundo a localização

Orofaríngea	Esofágica
Dificuldade para mastigar e para fechar os lábios; língua com motilidade reduzida	Dificuldade para levar o alimento até o esôfago depois de passar pela faringe
Sem reflexo de deglutição ou com muita dificuldade	O bolo alimentar "entala"
Problemas para conter o bolo alimentar na boca	Problema de transporte

A disfagia é um problema comum em idosos, por consequência das modificações fisiológicas inerentes ao envelhecimento, como redução da saliva, aumento do tempo de resposta motora para a produção do bolo alimentar e diminuição da peristalse e da abertura do esfíncter esofágico.

Pacientes com distúrbios no sistema nervoso central (acidente vascular encefálico, doença de Parkinson, esclerose múltipla, mal de Alzheimer) ou problemas neuromusculares (miastenia grave, poliomielite bulbar) ou intubados por mais de 48 horas têm risco de desenvolver disfagia. Indivíduos com neoplasias, especialmente com câncer de cabeça e pescoço, seja pelo desenvolvimento da doença ou até mesmo por causa do tratamento, também podem apresentar essa intercorrência.

Para a classificação da disfagia, é fundamental que o paciente apresente pelo menos um sinal que o diferencie do nível anterior. O diagnóstico e a classificação são feitos pelo fonoaudiólogo, dentro de uma equipe multidisciplinar. São sete os níveis de disfagia:

- **Deglutição normal:** alimentação por via oral; sem necessidade de estratégia ou tempo extra.
- **Deglutição funcional:** leve retardo oral, com retenção leve de alimento na faringe, sem aspiração de nenhuma consistência de

alimento. Mesmo com discreta dificuldade, a alimentação por via oral é recomendada, mas pode levar mais tempo que o habitual.

- **Disfagia leve:** distúrbio de deglutição presente, com redução da mastigação e/ou retenção do bolo alimentar na cavidade oral; aspiração de líquidos ralos, com tosse e/ou pigarro; necessidade de pequenas modificações na dieta.

- **Disfagia leve a moderada:** retenção de alimentos na faringe e na cavidade oral; aspiração e/ou restrição de uma consistência de alimentos, que pode ser minimizada com manobras e técnicas terapêuticas; precisa de acompanhamento com certa frequência para realizar técnicas terapêuticas; tosse reflexa fraca e tosse voluntária forte; o tempo para alimentação é grande; o paciente deve receber suplementação.

- **Disfagia moderada:** retenção de alimentos na faringe e na cavidade oral; risco grande de aspiração para duas consistências ou penetração ao nível das pregas vocais de uma ou mais consistências; tosse reflexa fraca ou ausente; algumas consistências são toleradas com uso de técnicas específicas supervisionadas para reduzir o risco de aspiração e/ou facilitar a deglutição; alimentação oral suplementada por via alternativa.

- **Disfagia moderada a grave:** retenção alimentar grave na faringe; perda ou retenção grave do bolo alimentar; sinais de aspiração de duas ou mais consistências; ausência de tosse ou reflexos; tolerância a apenas uma consistência, com necessidade de supervisão para uso de estratégias; em caso de comprometimento pulmonar, é necessário suspender a alimentação por via oral.

- **Disfagia grave:** retenção alimentar grave na faringe; perda ou retenção grave do bolo alimentar; aspiração silenciosa de duas ou mais consistências; tosse voluntária ineficaz; incapacidade de iniciar a deglutição; engasgo com dificuldade de recuperação; impossibilidade de alimentação por via oral; cianose (coloração azulada da pele ocasionada por oxigenação insuficiente do sangue) ou broncospasmos (fechamento nas vias aéreas, os brônquios, acompanhado por tosse, falta de ar e chiado).

Dietoterapia da disfagia

Os objetivos da dietoterapia da disfagia são:

- Estabelecer a via de administração nutricional mais segura.
- Adaptar a consistência da dieta ao grau de disfagia para evitar aspiração.
- Determinar a viscosidade ideal.
- Manter ou recuperar o estado nutricional.

Em relação aos líquidos, pacientes com disfagia têm dificuldade em deglutir aqueles de consistência fina, como suco ou água, por conta da coordenação, que é essencial. Os líquidos aspirados para o pulmão podem levar a uma pneumonia e, em casos mais graves, à morte. Portanto, modificar a textura e a viscosidade de alimentos e líquidos, melhorando a mastigação e a deglutição, é fundamental na dietoterapia da disfagia.

Para estabelecer a viscosidade dos líquidos e a textura e a consistência dos alimentos, é necessário o diagnóstico do tipo de disfagia. O espessamento dos líquidos pode melhorar o controle oral sobre o bolo alimentar, aumentando o tempo e a efetividade da deglutição. Para espessar, podem ser utilizados farinhas à base de amido, gomas feitas com base em fibras solúveis, produto à base de algas utilizado na culinária japonesa e até produtos industrializados que não alterem o sabor.

As diferentes viscosidades podem ser assim divididas:

- **Néctar:** líquido levemente espessado que se assemelha a um mingau ralo.
- **Mel:** líquido espessado, como um mingau grosso, e que precisa ser comido de colher.

- **Pudim/creme:** alimento com aparência de sólido, que se desmancha na boca como um flã e deve ser consumido de colher.

No quadro 21, são apresentados os tipos de disfagia e a dieta recomendada.

Quadro 21. Os tipos de disfagia e a intervenção dietética recomendada

Tipo de disfagia	Tipo de dieta	Descrição da consistência	Exemplos
Deglutição normal	Geral	Líquidos ralos	Água, café, chás, sucos
Deglutição funcional	Geral	Líquidos ralos	Água, café, chás, sucos
Disfagia leve	Branda, com supervisão a distância	Néctar	Suco de manga ou pêssego, iogurte líquido
Disfagia leve a moderada	Branda a pastosa grossa	Mel	Mel
Disfagia moderada	Pastosa grossa a liquidificada	Pudim/creme	Papa de frutas, iogurte cremoso
Disfagia moderada a grave	Pastosa liquidificada com uso parcial da via oral	Pudim/creme	Papa de frutas, iogurte cremoso
Disfagia grave	Nutrição enteral com restrição total da via oral	Enteral exclusiva	

Doenças do esôfago

O esôfago é o tubo muscular responsável por levar o bolo alimentar da boca até o estômago. A parte superior está conectada à faringe, e a inferior, ao estômago. Após a deglutição, o esfíncter esofágico superior relaxa e, em conjunto com a pressão da laringe, empurra o bolo alimentar pelo tubo digestivo (peristaltismo).

Refluxo, esofagite, esôfago de Barrett e hérnia de hiato

O refluxo gastroesofágico (RGE) se caracteriza pelo relaxamento do esfíncter esofágico inferior (EEI), permitindo que o conteúdo gástrico escape para o esôfago. A doença do refluxo gastroesofágico (DRGE) é a forma crônica ou grave do RGE. Os sintomas mais comuns no esôfago são a sensação de queimação ou azia e a regurgitação ocasionadas. Os sintomas que são sentidos durante a noite estão mais associados à esofagite (inflamação do esôfago) e ao esôfago de Barrett (metaplasia da mucosa). O tratamento da DRGE envolve medicação e dietoterapia.

A esofagite tem como causa uma exposição excessiva do conteúdo gástrico na parede do esôfago, que pode provocar erosões, ulceração, formação de cicatrizes, estenose e, em alguns casos, disfagia. Além do refluxo, a esofagite aguda pode ser ocasionada por ingestão de agente corrosivo, infecção viral ou bacteriana, intubação, radiação ou infiltração eosinofílica. A infiltração eosinofílica é uma resposta imune dos eosinófilos (células de defesa) no esôfago, geralmente causada por uma alergia alimentar. Anomalias no corpo, como hérnia de hiato, também podem ocasionar o RGE e a esofagite.

O esôfago de Barrett também tem como causa principal a exposição prolongada ao conteúdo gástrico e ao refluxo persistente. A lesão crônica faz com que as células sofram alterações, e o epitélio escamoso é substituído pelo epitélio glandular (metaplasia). O tratamento da DRGE e da mucosa é fundamental na doença, para evitar que a metaplasia evolua para um adenocarcinoma de esôfago.

A hérnia de hiato pode ser definida como o deslocamento da parte superior do estômago para a cavidade torácica, passando pelo hiato esofágico. Os sintomas incluem queimação e refluxo, podendo haver ulceração com sangramento no esôfago inferior. A hérnia de hiato pode ser de dois tipos:

- **Por deslizamento:** representa 95% dos casos e caracteriza-se por uma protrusão do estômago acima do diafragma, projetando-se para o esôfago. O tratamento é minimizar o refluxo.

- **Paraesofágica:** uma porção do estômago é empurrada para cima do diafragma, ao lado do esôfago. O tratamento é cirúrgico, para prevenir o estrangulamento.

DIETOTERAPIA DAS DOENÇAS DO ESÔFAGO

Os objetivos da terapia nutricional das doenças do esôfago são:

- Minimizar sintomas manifestados.
- Reduzir ou manter o peso ideal em adultos.
- Diminuir ou prevenir a irritação da mucosa esofágica inflamada na fase aguda.
- Prevenir o RGE.
- Reduzir a capacidade de irritação ou acidez do suco gástrico.
- Ajudar a aumentar a pressão do EEI.

A seguir, é descrita a conduta dietoterápica das doenças do esôfago:

- **Via de administração:** oral, se o paciente consegue ingerir, deglutir e digerir o alimento.
- **Consistência:** geral (com porções pequenas e refeições porcionadas), branda (o processo de mastigação pode causar desconforto e dor; alimentos mais bem cozidos facilitam a digestão na fase aguda ou inflamatória); pastosa (se houver problemas de deglutição, disfagia ou dor).
- **Temperatura:** ambiente ou fria, evitando-se temperaturas extremas.
- **Fracionamento:** cinco refeições por dia (em pequenos volumes; não comer antes de dormir).
- **Energia:** valor calórico total suficiente para manter o estado nutricional, ou até mesmo dieta hipocalórica (perder peso melhora o refluxo).

- **Macronutrientes:**

    - Proteína (de 0,8 g/kg/dia a 1,2 g/kg/dia): uma dieta com um pouco mais de proteína ajuda a aumentar levemente a pressão no EEI, porém valores muito elevados podem aumentar o ácido clorídrico.
    - Lipídio (20% a 25% do VCT): a dieta deve ter pouca gordura, pois o aumento de gordura aumenta o hormônio colecistocinina, que relaxa o EEI e potencializa o refluxo.
    - Carboidrato (50% a 60% do VCT).

- **Fibras:** 25 g (as fibras podem causar atrito na parede do esôfago na fase aguda ou inflamatória).
- **Micronutrientes (suplementação, caso necessário, ou priorizar fontes alimentares):** antioxidantes, como as vitaminas A, C e E, ajudam na cicatrização e reduzem o estresse oxidativo.
- **Água:** de 1,5 a 2 L/dia.
- **Outros nutrientes:** imunomoduladores (zinco, ômega 3, arginina e glutamina).
- **Orientações nutricionais:** evitar café, chocolate, álcool, menta e hortelã, pois relaxam o EEI; evitar alimentos ácidos ou condimentados que causem irritação na mucosa; refrigerantes favorecem eructação; ficar em posição elevada após a refeição; evitar fazer exercícios mais vigorosos e usar roupas apertadas após a refeição; não consumir nada, exceto água, 2 horas antes de dormir.

Doenças gástricas

O estômago é um órgão assimétrico, que se liga ao esôfago na porção superior e ao duodeno (intestino delgado) na parte inferior. Como os alimentos são ingeridos muito mais rápido do que são digeridos e absorvidos pelos intestinos, o estômago tem a função de reservatório e de câmara de mistura. O líquido espesso e consistente proveniente da mistura do bolo alimentar com o suco gástrico é denominado quimo.

O estômago produz o suco gástrico ou ácido clorídrico (HCl), inicia a digestão das proteínas e continua a digestão dos carboidratos. A produção de HCl faz com que o pepsinogênio (secretado no lúmen gástrico) fique na forma ativa (a enzima pepsina). A pepsina, no antro do estômago, inicia a hidrólise das proteínas em fragmentos de peptídios. Além do HCl, as células parietais do estômago também produzem o fator intrínseco, que é importante para a absorção da vitamina B_{12}.

É importante salientar que a barreira mucosa gástrica preserva o revestimento do estômago contra as ácidas e fortes secreções gástricas. O conteúdo dos sucos também decresce aos poucos, conforme o quimo sai do estômago para o intestino. Alimentos não são absorvidos no estômago, mas a absorção de álcool e aspirina acontece no local.

A mobilidade gástrica envolve o enchimento, o armazenamento, a mistura e o esvaziamento. Quando o estômago recebe o bolo alimentar, o enchimento gástrico ocasiona um relaxamento receptivo que serve para expandir a capacidade de armazenamento, que acontece no corpo do órgão. Os movimentos peristálticos são mais fracos no fundo e no corpo, mas, quando atingem o antro, tornam-se mais fortes. A mistura gástrica, portanto, ocorre no antro e tem como resultado a produção do quimo. A quantidade e a velocidade de saída do quimo são reguladas pelo esfíncter do piloro. O esvaziamento gástrico é controlado pela quantidade de quimo, pelo nível de fluidez e pela força de contração, mas também depende da prontidão do duodeno em receber o quimo.

Gastrite/úlcera péptica

A gastrite é definida como o processo de inflamação da mucosa gástrica, após algum tipo de agressão. Nesse caso, geralmente a mucosa gástrica apresenta hiperemia (aumento do fluxo sanguíneo) e edema. A gastrite pode se manifestar: superficialmente ou ultrapassando a mucosa (profunda); com ou sem hemorragia; como não erosiva ou erosiva (rompendo a camada da mucosa). Além disso, pode ser aguda ou crônica.

As causas mais comuns da gastrite aguda são: alcoolismo; uso prolongado de anti-inflamatórios não esteroides, como ácido acetilsalicílico ou ibuprofeno; pós-cirurgias de grande porte; e traumas como intubação nasogástrica, queimaduras ou infecções sistêmicas. A gastrite aguda pode ser assintomática, mas o paciente também pode apresentar sintomas como dor epigástrica, queimação, mal-estar, fraqueza, dor de cabeça, vômito e náuseas, podendo evoluir para hemorragia líquida e até casos mais graves, com melena (sangue nas fezes), hematêmese (vômito com sangue) e morte.

A gastrite crônica é uma inflamação persistente e, normalmente, tem como causa infecções, em particular pela bactéria *Helicobacter pylori* (Hp), refluxo de conteúdo biliar, estresse e algumas doenças autoimunes. Os sintomas mais comuns da gastrite crônica são dor, indigestão, distensão abdominal, náuseas, vômito e anemia perniciosa. A gastrite crônica não tratada desempenha um papel importante no desenvolvimento da úlcera péptica e do câncer gástrico. O diagnóstico é feito por endoscopia, e a causa é estabelecida por biópsia. Além do tratamento medicamentoso, é importante o papel da nutrição na gastrite.

A úlcera péptica é uma doença com evolução crônica, com períodos de fase aguda e remissão, definida por lesões no tecido do estômago causadas por secreções gástricas em decorrência de uma gastrite. As secreções gástricas formadas por ácidos e a enzima pepsina atravessam e podem perfurar a parede do estômago.

Além da infecção gástrica pelo Hp, que geralmente responde por pelo menos 80% dos casos de úlceras pépticas, a utilização prolongada de anti-inflamatórios não esteroides é a segunda maior causa, principalmente em idosos. O Hp também é a maior causa de úlceras duodenais (no intestino).

Embora os tipos de lesão nas gastrites e úlceras sejam diferentes na questão da morfologia, a dietoterapia é bem parecida e pode seguir a mesma conduta.

DIETOTERAPIA DA GASTRITE E DA ÚLCERA – TRATAMENTO AMBULATORIAL OU PARA PACIENTES INTERNADOS SEM GRAVIDADE

Os objetivos da dietoterapia da gastrite e da úlcera para tratamento ambulatorial ou para pacientes sem gravidade são:

- Aliviar os sintomas.
- Facilitar a digestão.
- Favorecer a recuperação da mucosa.
- Evitar a irritação da mucosa.
- Manter ou recuperar o estado nutricional.

A conduta dietoterápica da gastrite e da úlcera pode ser assim definida:

- **Via de administração:** oral, se o paciente consegue ingerir, deglutir e digerir o alimento.
- **Consistência:** geral (com porções pequenas e refeições porcionadas), branda (o processo de mastigação pode causar desconforto e dor; alimentos mais bem cozidos facilitam a digestão), pastosa (se houver problemas de deglutição ou dor).
- **Fracionamento:** seis refeições por dia (em pequenos volumes).
- **Energia:** valor calórico total suficiente para manter ou recuperar o estado nutricional.
- **Macronutrientes:**
    - Proteína (de 0,8 a 1 g/kg/dia): a dieta deve ser normoproteica, pois o excesso de proteína pode aumentar o ácido clorídrico.
    - Lipídio (25% a 30% do VCT).
    - Carboidrato (50% a 60% do VCT).
- **Fibras:** 20 a 30 g/dia (depende da consistência).

- **Micronutrientes (suplementação, caso necessário, ou priorizar fontes alimentares):** vitaminas B_{12} e B_9 e ferro (em caso de uso de omeprazol e antiácidos); vitamina C (ajuda na recuperação da mucosa); zinco e selênio (ajudam a reduzir infecções e atuam no sistema imune).
- **Outros nutrientes:** probióticos (ajudam a melhorar a flora intestinal; bons para o Hp).
- **Água:** de 1,5 a 2 L/dia.

É importante destacar que a inclusão ou a exclusão de alimentos podem e devem ser individualizadas, além de serem avaliadas conforme a tolerância. O paciente deve mastigar bem os alimentos e evitar períodos de jejum e excesso de alimentação. A temperatura dos alimentos não deve ser muito quente. Como orientações gerais, alguns alimentos podem ser evitados:

- **Os que são lesivos de mucosa:** álcool, pimenta, pimentão e óleo reaproveitado.
- **Os que são estimulantes gástricos:** cafeína, álcool, chá-mate, chá-preto, hortelã, pimenta, pimenta-do-reino, alho, cravo-da-índia, condimentos (mostarda, orégano, ketchup, vinagre), molhos à base de tomate, frituras, alimentos gordurosos e bebidas gaseificadas.
- **Os que retardam o esvaziamento gástrico:** gordura e doces concentrados.
- **Os que fermentam:** leguminosas, alimentos ricos em enxofre (cebola, repolho, brócolis, feijão, quiabo, couve-flor, espinafre, agrião, ovo cozido, pimentão), crucíferos (brócolis, repolho, cebola e alho em excesso), leite e derivados (até duas porções por dia).

Frutas ácidas não causam gastrite/úlcera e não devem ser excluídas da alimentação no tratamento dietoterápico, exceto quando não são bem toleradas. O pH ou acidez dos alimentos, incluindo as frutas, tem limitada importância no tratamento nutricional (a exceção é para pacientes com lesão na boca ou no esôfago), porque os alimentos têm um teor de acidez menor que o pH do estômago. O desconforto pela ingestão de alimentos ácidos que alguns pacientes relatam pode estar associado a azia.

DIETOTERAPIA DA GASTRITE E DA ÚLCERA – PACIENTES GRAVES INTERNADOS E COM SANGRAMENTO

A conduta dietoterápica da gastrite e da úlcera para pacientes graves pode ser assim definida:

- **Via de administração:** oral, se o paciente consegue ingerir, deglutir e digerir o alimento.
- **Consistência:** quando liberado do jejum, iniciar com dieta líquida e evoluir para leve e/ou branda com suplemento oligomérico, hipercalórico e hiperproteico.
- **Fracionamento:** seis refeições por dia (em pequenos volumes).
- **Energia:** valor calórico total para recuperar o estado nutricional.
- **Macronutrientes:**
    - Proteína (de 1,2 g/kg/dia na fase aguda – entre a 5ª e a 8ª semana – até 1,5 g/kg/dia na fase de recuperação).
    - Lipídio (25% a 30% do VCT).
    - Carboidrato (50% a 60% do VCT).

Gastrectomia

A gastrectomia é uma cirurgia com retirada parcial ou total do estômago. O procedimento é indicado como tratamento para algumas doenças, como o câncer de estômago. A gastrectomia também é uma alternativa de tratamento para a obesidade e faz parte do protocolo cirúrgico bariátrico, quando não há sucesso no tratamento medicamentoso e dietoterápico.

Como todas as cirurgias, oferece alguns riscos de complicações, como hemorragias, inflamações e/ou infecções. A dietoterapia pós-cirurgia é fundamental para a recuperação do paciente.

DIETOTERAPIA DA GASTRECTOMIA

As principais complicações pós-gastrectomia são anorexia, má digestão e má absorção, diarreia, anemia e síndrome de dumping.

Na síndrome de dumping, ocorre a passagem rápida de alimentos com grandes concentrações de açúcar e gordura do estômago para o intestino. O paciente tem uma absorção rápida de glicose, elevando e diminuindo a glicemia muito rapidamente. O rápido esvaziamento gástrico na síndrome de dumping causa cólicas intestinais, fraqueza, náuseas, mal-estar, desmaios e diarreia.

A via de administração da dietoterapia da gastrectomia pode ser oral, enteral e parenteral. A evolução da dieta vai de líquida restrita, líquida completa, leve, pastosa, branda até a dieta geral.

Doenças intestinais

Intestino delgado

Grande parte da digestão e da absorção acontece no intestino delgado, que é composto por duodeno, jejuno e íleo. O suco entérico, produzido pelas células exócrinas do intestino delgado, não fornece nenhuma enzima digestiva, mas fornece bastante água, que ajudará na lubrificação e na hidrólise dos alimentos. A digestão dentro do lúmen do intestino delgado é completada pelas enzimas pancreáticas, pela secreção biliar (digestão das gorduras) e pelas enzimas produzidas na membrana de borda em escova, que ajudam no processo. São elas: a enteroquinase (ativa as enzimas proteolíticas); as dissacaridases maltase, sacarase e lactase, que hidrolisam os dissacarídeos em monossacárideos; e as aminopeptidases, que hidrolisam os peptídios em aminoácidos.

A mobilidade do intestino delgado envolve a segmentação, contrações oscilantes que misturam e empurram lentamente o quimo, facilitando os processos absortivos, que levam por volta de 3 a 5 horas para percorrer todo o órgão. Os carboidratos e as proteínas são absorvidos por transporte ativo e entram no sangue, já os lipídios ingressam na linfa por absorção passiva. As vitaminas também são absorvidas de maneira passiva, e grande parte dos nutrientes absorvidos transpassa o fígado para processamento.

O processo de absorção segue o ritmo da secreção, e isso evita uma queda do volume plasmático. Conforme os nutrientes vão sendo absorvidos, principalmente no duodeno e no jejuno, a segmentação cessa e é alterada por um complexo de mobilidade migratória, ondas peristálticas fracas reguladas pelo hormônio motilina que limpam restos da refeição anterior, detritos da mucosa e bactérias. A junção do íleo impede a contaminação do intestino delgado por bactérias do cólon quando o conteúdo avança em direção ao intestino grosso.

Intestino grosso

O intestino grosso, órgão principalmente de secagem e armazenamento, é formado por ceco, apêndice, cólon e reto. A secreção alcalina liberada pelo intestino grosso é protetora e lubrificante. Não acontece digestão no órgão, mas bactérias benéficas digerem parte da celulose para seu uso.

O cólon incorpora resíduos alimentares não digeríveis, como a celulose, resquícios biliares não absorvidos e fluidos que sobraram do intestino delgado. O órgão ainda suga mais água e sal desse conteúdo, e o que sobra são as fezes, que serão armazenadas para posterior eliminação. O cólon ainda possui bactérias benéficas que aumentam a imunidade intestinal por competirem com outras bactérias patogênicas por nutrientes e espaço, promovendo mobilidade e mantendo a integridade da mucosa.

Contrações do cólon movem o conteúdo vagarosamente para a frente e para trás, disponibilizando-o à mucosa absorvente. Geralmente, após as refeições, a mobilidade aumenta consideravelmente por meio de contrações maciças chamadas de movimentos de massa. Essas contrações são ativadas por um reflexo gastrocólico, movendo o conteúdo do cólon para o reto. Quando as fezes chegam ao reto, ocorre uma distensão na parede retal, começando o reflexo da defecação. O reflexo faz o cólon e o reto se contraírem fortemente, e o esfíncter anal interno, de controle involuntário, relaxa, iniciando-se a defecação. Caso o esfíncter anal externo, de controle voluntário, esteja descontraído, também ocorre a defecação. Os gases intestinais que acontecem eventualmente são absorvidos ou eliminados.

Doença diverticular

A doença diverticular é uma condição clínica comum que acomete o intestino grosso. A diverticulose é definida pela formação de bolsas ou bolsos (divertículos) no cólon, quando a mucosa e a submucosa colônicas se projetam através de estruturas específicas do trato gastrointestinal.

A diverticulose inicia pela elevação progressiva da pressão no interior do intestino. Com falta de fibras alimentares e com o aumento da pressão no lúmen intestinal, para impedir que aconteçam pressões muito altas no cólon, surgem os divertículos. Essa é uma condição mais comum em pessoas acima de 50 anos, e a maioria se mostra assintomática.

Quando o paciente tem sintomas na diverticulose, geralmente são desconfortos abdominais, constipação e alterações dos hábitos intestinais, como frequência e consistência das fezes. As fezes ficam retidas no cólon, ressecadas e endurecidas, e a evacuação pode se tornar dolorosa, machucando o esfíncter anal, gerando fissuras e sangramentos.

Já a diverticulite é uma intercorrência da diverticulose que aponta inflamação de um ou mais divertículos. Normalmente, a diverticulose se caracteriza por um período de remissão, e a diverticulite, pela forma ativa da doença diverticular. Em casos graves de diverticulite, pode ser necessária a ressecção do segmento intestinal atingido, podendo ser usada uma colostomia (abertura do intestino grosso no abdômen para a saída das fezes).

DIETOTERAPIA DA DIVERTICULOSE

Os objetivos da dietoterapia na diverticulose são:

- Recuperar ou manter o estado nutricional.
- Melhorar o funcionamento intestinal.
- Evitar a progressão da doença para a inflamação (diverticulite).
- Minimizar os sintomas.

A conduta dietoterápica na diverticulose pode ser assim definida:

- **Via de administração:** oral, se o paciente consegue ingerir, deglutir e digerir o alimento.
- **Consistência:** geral (porém sem cascas, grãos e sementes).
- **Fracionamento:** seis refeições por dia (em pequenos volumes).
- **Energia:** valor calórico total para recuperar ou manter o estado nutricional.
- **Macronutrientes:**
    - Proteína (de 0,8 g/kg/dia a 1,2 g/kg/dia).
    - Lipídio (20% a 25% do VCT; a dieta deve ser hipolipídica, porque diminui a pressão do lúmen intestinal e a atividade das fibras musculares do intestino).
    - Carboidrato (50% a 60% do VCT).
- **Fibras:** 25 a 35 g (priorizando fibras insolúveis e mais laxativas).

- **Micronutrientes:** antioxidantes, como vitaminas A, C e E (ajudam na recuperação da mucosa intestinal); vitaminas lipossolúveis (A, D, E e K), cálcio e potássio (caso o paciente faça uso de laxantes).
- **Água:** no mínimo 2 L/dia (para ajudar o funcionamento intestinal).
- **Outros nutrientes:** prebióticos e probióticos são importantes para melhorar a flora intestinal.
- **Orientações gerais:** excluir alimentos que saem inteiros, como grãos, cascas e sementes (por exemplo, pipoca, milho e tomate), pois podem se acumular nos divertículos e aumentar a ação das bactérias e a inflamação; não inibir a defecação; treinar e educar o momento de defecar; evitar os alimentos flatulentos e sulfurosos em caso de gases e desconforto; usar farinhas (melhor que grãos inteiros) e processá-las na hora.

DIETOTERAPIA DA DIVERTICULITE

Os objetivos da dietoterapia da diverticulite são:

- Recuperar o estado nutricional.
- Diminuir a inflamação e a febre.
- Minimizar os sintomas.

A conduta dietoterápica na diverticulite pode ser assim definida:

- **Via de administração:** oral, se o paciente consegue ingerir, deglutir e digerir o alimento.
- **Consistência:** líquida a branda (para diminuir dor, atrito, agressão e desconforto, a dieta precisa ser bem cozida; também é importante uma consistência que reduza o movimento intestinal).
- **Fracionamento:** seis refeições por dia (em pequenos volumes).
- **Energia:** valor calórico total, para recuperar o estado nutricional.
- **Macronutrientes:**

- Proteína (acima de 1,2 g/kg/dia, por causa da febre e da inflamação).
- Lipídio (20% a 25% do VCT; a dieta deve ser hipolipídica, porque diminui a pressão do lúmen intestinal e a atividade das fibras musculares do intestino).
- Carboidrato (50% a 60% do VCT).

- **Fibras:** 20 g (dieta com pouco resíduo para diminuir a inflamação); sem grãos, cascas e sementes.
- **Micronutrientes:** antioxidantes, como vitaminas A, C e E (ajudam na recuperação da mucosa intestinal); vitaminas lipossolúveis (A, D, E e K), sódio, potássio, cálcio, ferro, magnésio e vitamina B_{12} (por causa de antibióticos).
- **Água:** no mínimo 2 L (para ajudar no funcionamento intestinal).
- **Outros nutrientes:** probióticos (ajudam a diminuir a diarreia e equilibram a flora intestinal quando o paciente utiliza antibióticos).
- **Orientações gerais:** evitar alimentos que saem inteiros, como grãos, cascas e sementes (por exemplo, pipoca, milho e tomate); priorizar alimentos mais bem cozidos; evitar folhosos e não usar muito tempero.

Doenças inflamatórias intestinais

As doenças inflamatórias intestinais (DII) podem ser definidas como qualquer processo inflamatório envolvendo o trato gastrointestinal. Podem ter etiologia conhecida, como as infecções, as parasitoses e as enterocolites, ou causa desconhecida, em que 80% a 90% dos casos correspondem a retocolite ulcerativa inespecífica e a doença de Crohn.

Nas DII, a homeostasia é quebrada, pois o indivíduo geneticamente vulnerável tem uma resposta imune desregulada e exagerada contra uma infecção por patógenos e contra a microflora intestinal "normal". O processo envolve uma produção exacerbada de citocinas inflamatórias e uma função anormal de linfócitos, além das células epiteliais, nervosas e endoteliais, que participam do processo da inflamação.

O desenvolvimento das DII correlaciona mutuamente os fatores genéticos, ambientais e imunológicos. Entretanto, ainda não está esclarecido como os mecanismos de ação dos fatores ambientais colaboram com as causas da doença. O diagnóstico da DII é realizado por avaliação clínica e uma combinação de achados laboratoriais, endoscópicos, radiológicos e histológicos. A colonoscopia é o principal exame na investigação e diferenciação na DII.

ENTEROCOLITE E DIARREIA

A enterocolite pode ser definida por uma inflamação no intestino (delgado ou grosso) que causa diarreia e, em alguns casos, disenteria, quando há presença de sangue nas fezes, dores ou cólicas abdominais.

Normalmente, a enterocolite acontece por uma infecção de um microrganismo que ocasiona uma resposta do sistema imune exacerbada e descontrolada, um aumento de citocinas inflamatórias e uma atividade anormal dos linfócitos e células de defesa. Entretanto, indivíduos também são acometidos por enterocolite de causa desconhecida, em que se supõe que o fator genético aumente a vulnerabilidade.

A diarreia pode ser definida como uma combinação do aumento de secreções (massa fecal), frequência de evacuações, motilidade e fluidez nas fezes por conta da má absorção no lúmen intestinal. A diarreia pode ser:

- **Osmótica:** geralmente acontece por intolerância a carboidratos, doença celíaca e uso excessivo de laxantes.
- **Secretora:** ocasionada por bactérias, vírus, ácidos biliares e por uso de laxantes; observa-se uma elevação da secreção intestinal com redução ou ausência de absorção.

- **Orgânica ou exsudativa:** extravasamento de proteína, sangue, muco ou pus; pode acontecer em processos inflamatórios, úlceras ou infiltração, em pacientes com câncer, doenças inflamatórias intestinais e parasitoses.
- **Motora:** comum pós-prandial e às vezes noturno, com aumento na frequência de evacuações e urgência fecal; volume fecal pequeno (menor que 400 g/dia), pode conter restos de alimentos; acomete indivíduos na síndrome do intestino irritável e intestino curto.

Dietoterapia na diarreia

A conduta dietoterápica na diarreia pode ser assim definida:

- **Via de administração:** oral, se o paciente consegue ingerir, deglutir e digerir o alimento.
- **Consistência:** líquida a branda, evoluindo conforme tolerância.
- **Temperatura:** evitar extremos de temperatura para não estimular atividade colônica.
- **Fracionamento:** seis a oito refeições por dia (em pequenos volumes).
- **Energia:** valor calórico total adequado à necessidade do paciente.
- **Macronutrientes:**

  - Proteína (1,2 g/kg a 1,8 g/kg de peso, devido a perdas e catabolismo, por causa de febre e inflamação).
  - Lipídio (20% a 25% do VCT, a dieta deve ser hipolipídica porque diminui a pressão do lúmen intestinal, a peristalse e a atividade das fibras musculares do intestino; uso de triglicerídeo de cadeia média com ácidos graxos essenciais pode ser necessário).

- Carboidrato (50% a 60% do VCT, evitar grandes concentrações por conta de fermentação, desconforto intestinal, gases e problema no duodeno).

- **Fibras:** evitar fibras insolúveis para não acelerar trânsito intestinal; preferir fibras solúveis, pois formam gel e retardam a velocidade do trânsito intestinal; as fibras solúveis são fermentadas em ácidos graxos de cadeia curta que melhoram a saúde dos enterócitos, o equilíbrio entre as bactérias (aumentando as benéficas) e diminuem a permeabilidade do intestino.

- **Micronutrientes:** vitaminas e minerais deverão ser suplementados na fase aguda; atenção aos eletrólitos (potássio, magnésio, sódio, cálcio, fósforo); vitamina B_1 (função tônica no intestino); vitamina B_{12} e B_9 (pacientes com comprometimento no íleo); vitaminas lipossolúveis (A, D, E e K).

- **Água:** aumentar a oferta (1,2 mL/kcal) para reposição e manutenção da hidratação.

- **Outros nutrientes:** probióticos (ajudam a diminuir a diarreia e equilibram a flora intestinal).

- **Orientações gerais:** preferir frutas constipantes (maçã sem casca, maracujá, banana-prata, limão, pêssego, caju, pera), legumes constipantes (batata, mandioca, chuchu, cenoura, mandioquinha) e ovo cozido (albumina na clara); evitar grandes concentrações de gordura e carboidratos.

RETOCOLITE ULCERATIVA INESPECÍFICA E DOENÇA DE CROHN

A retocolite ulcerativa inespecífica (RCUI) e a doença de Crohn (DC) não têm um agente etiológico específico. O fator genético é preponderante, e elas podem ser acompanhadas de manifestações sistêmicas e até de fatores ambientais. O componente genético é mais forte na DC do que na RCUI. O tabagismo traz um enorme prejuízo em pacientes com DC.

A DC é uma inflamação crônica que pode ocorrer em qualquer parte do aparelho digestivo (boca ao ânus), embora o intestino delgado, mais especificamente o íleo, sejam as regiões mais afetadas (75% dos casos), e apenas cerca de 15% a 25%, o cólon. A doença se apresenta de maneira difusa e pode se espalhar e danificar o intestino, mesmo após a ressecção cirúrgica. Os sintomas da DC incluem cansaço, anorexia, perda de peso, dor abdominal no lado direito e difusa, cólicas que podem diminuir após a evacuação, distensão abdominal, náusea, vômito, diarreia e febre. As consequências da diarreia crônica são ulcerações, edemas, má absorção de sais biliares, fístulas ou excessivo crescimento bacteriano.

A RCUI é caracterizada por inflamação ulcerosa e não granulomatosa da mucosa e submucosa do cólon e do reto. Na RCUI, a inflamação ocorre apenas na camada que reveste o intestino e de maneira contínua, desde o reto até uma distância variável. Na RCUI, a manifestação de sintomas pode ocorrer de modo leve, moderado ou grave. Os sintomas mais comuns são: diarreia com sangue, dor abdominal, perda de apetite, perda de peso, náusea, vômito e anemia. A remoção do cólon é, em alguns casos, uma opção terapêutica.

A DC normalmente acomete pessoas entre 10 e 40 anos, e a RCUI, pessoas entre 20 e 40 anos. Entretanto, essas doenças podem afetar pessoas de qualquer faixa etária, sendo pelo menos 15% delas acima de 60 anos. O tratamento geralmente é medicamentoso e tem como objetivo reduzir os sintomas da fase aguda e manter o controle da doença. O tratamento cirúrgico pode ser necessário em casos de obstruções, formações de pus e falta de resposta aos fármacos.

Depois de anos com muitas fases de atividade da doença e poucas de remissão, tanto os pacientes de DC quanto os de RCUI podem perder algumas funções do TGI, o que compromete seu estado nutricional. A alimentação e a dietoterapia exercem um papel fundamental no controle e na remissão da doença.

Dietoterapia na retocolite ulcerativa inespecífica e na doença de Crohn

Os objetivos na dietoterapia são:

- Proporcionar um aumento no tempo de remissão da doença.
- Manter ou recuperar o estado nutricional.
- Minimizar sintomas e complicações pós-cirúrgicas.

Estudos recentes mostram que uma dieta pobre em FODMAPs (*fermentable oligosaccharides, disaccharides, monosaccharides, and polyols*) pode ser eficiente no tratamento dietoterápico em pacientes com doenças inflamatórias intestinais e em síndrome do intestino irritável. Os FODMAPs (quadro 22) são oligossacarídeos, dissacarídeos, monossacarídeos e polióis, ou seja, carboidratos que podem piorar alguns sintomas digestivos, pois são pouco absorvidos no intestino delgado, osmóticos e rapidamente fermentados pelas bactérias no intestino grosso, resultando em gases, dor e diarreia nos indivíduos sensíveis.

Quadro 22. Alimentos com alto e baixo teor em FODMAPs

FODMAP	Alimentos ricos em FODMAP	Alimentos pobres em FODMAP
Excesso de frutose livre	Frutas: maçã, pera, manga, melancia, cereja, figo, tomate japonês	Frutas: banana, limão, laranja, morango, kiwi, mexerica
	Verduras: aspargo, alcachofra	
	Leguminosa: ervilha	
	Adoçantes e condimentos: mel, xarope de milho rico em frutose, néctar de agave, frutose, suco de fruta concentrado	
Lactose	Leite (vaca, cabra e ovelha), sorvete, queijos moles (ricota, queijo cottage, queijo cremoso, requeijão)	Leite e produtos sem lactose, leite de arroz, queijos como brie e camembert, manteiga

(cont.)

FODMAP	Alimentos ricos em FODMAP	Alimentos pobres em FODMAP
Oligossacarídeos, frutanos e galacto-oligossacarídeos	Frutas: nectarina, caqui, melancia, pêssego	Legumes: cenoura, aipo, tomate, milho, berinjela
	Verduras: alcachofra, alho, alho-poró, aspargo, brócolis, cebola, cebolinha (parte branca), couve, couve-de-bruxelas, couve-flor, repolho	
	Leguminosas: grão-de-bico, lentilha, feijão (todos), soja	Cereais: sem glúten
	Cereais: trigo (pães e massas em geral), aveia, cevada e produtos à base de centeio (em grandes quantidades)	
	Oleaginosas: pistache, castanha-de-caju	
Polióis	Frutas: maçã, abricó, pera, nectarina, pêssego, ameixa, ameixa seca, melancia, amora preta e frutas com caroço	Frutas: banana, melão, kiwi, limão, maracujá
	Verduras: couve-flor, cogumelos	
	Produtos com adoçantes: sorbitol, manitol, maltitol, xilitol, eritritol, polidextrose, isomalte, balas e gomas de mascar sem açúcar	Adoçante: sucralose

Fonte: adaptado de Cresci e Escuro (2018).

Não existe um valor quantitativo sobre o quanto é aceitável de FODMAPs, e é provável que ele seja específico para cada paciente de RCUI ou DC. Os pacientes podem tolerar pequenas quantidades, mas os sintomas podem progredir ao consumirem quantidades que ultrapassem seu limite. O protocolo inclui a retirada dos alimentos com alto teor em FODMAPs por um período de 6 a 8 semanas. Depois desse período, os alimentos são reintroduzidos por categoria, observando-se os sintomas e verificando-se quais deles são tolerados.

A conduta dietoterápica na doença de Crohn pode ser assim definida:

- **Via de administração:** oral, se o paciente consegue ingerir, deglutir e digerir o alimento.
- **Temperatura:** morna (se acometer a boca).
- **Consistência:** na fase de remissão, geral a branda, e o paciente não deve comer crus; na fase ativa, branda a leve; acrescentar suplemento oligomérico, hipercalórico, hiperproteico, com triglicerídeos de cadeia média (TCM) e imunomoduladores.
- **Fracionamento:** seis refeições por dia (em pequenos volumes).
- **Energia:** o valor calórico total depende do estado nutricional do paciente (entre 30 e 40 kcal/kg/dia).
- **Macronutrientes:**
    - Proteína (1,5 g/kg de peso, devido a perdas e catabolismo, por causa da inflamação).
    - Lipídio (25% a 30% do VCT, uso de TCM se tiver esteatorreia).
    - Carboidrato (50% a 60% do VCT).
- **Fibras:** de 25 g/dia a 30 g/dia na remissão (preferência por fibras solúveis; as fibras produzem os ácidos graxos de cadeia curta que melhoram a saúde dos enterócitos e diminuem a permeabilidade do intestino); 20 g/dia na fase ativa.
- **Micronutrientes:** eletrólitos (potássio é um nutriente de atenção, pois pode se perder no cozimento ou em uma dieta mais branda; atenção também a magnésio e sódio); antioxidantes (vitaminas A, C e E ajudam na recuperação da mucosa intestinal); vitaminas B_{12} e B_9 (em casos de comprometimento no íleo); ferro (sangue nas fezes); zinco e selênio (imunomoduladores); cálcio (uso de corticosteroides); vitaminas lipossolúveis A, D, E e K (diarreia).
- **Outros nutrientes:** probióticos na remissão.

- **Água:** no mínimo 2 L (ajudar o funcionamento intestinal).
- **Orientações gerais:** se comprometer boca, pensar na temperatura e em alimentos com pouca adesividade; priorizar fibras solúveis (frutas sem casca, aveia, batata, tapioca) e alimentos mais bem cozidos; prezar por controle higiênico e sanitário; pode ser utilizado o protocolo da dieta baixa em FODMAPs.

A conduta dietoterápica na retocolite ulcerativa inespecífica pode ser assim definida:

- **Via de administração:** oral, se o paciente consegue ingerir, deglutir e digerir o alimento.
- **Consistência:** na remissão, geral a branda, e o paciente não deve comer crus; na fase ativa, branda a leve.
- **Fracionamento:** seis refeições por dia (em pequenos volumes).
- **Energia:** valor calórico total depende do estado nutricional do paciente, entre 25 kcal/kg/dia (paciente com obesidade) a 30 kcal/kg/dia (eutrofia).
- **Macronutrientes:**
  - Proteína (de 1 a 1,5 g/kg de peso, devido perdas e catabolismo, por causa da inflamação).
  - Lipídio (25% a 30% do VCT, suplementação de ômega 3).
  - Carboidrato (50% a 60% do VCT; evitar grandes concentrações).
- **Fibras:** de 25 g/dia a 30 g/dia na remissão (preferência por fibras solúveis; as fibras produzem os ácidos graxos de cadeia curta que melhoram a saúde dos enterócitos e diminuem a permeabilidade do intestino); 20 g/dia na fase ativa.
- **Micronutrientes:** eletrólitos (potássio é um nutriente de atenção, pois pode se perder no cozimento ou em uma dieta mais branda;

atenção também a magnésio e sódio); antioxidantes (vitaminas A, C e E ajudam na recuperação da mucosa intestinal); ferro (sangue nas fezes); vitaminas lipossolúveis A, D, E e K (diarreia).

- **Água:** 2 L.
- **Orientações gerais:** priorizar fibras solúveis (frutas sem casca, aveia, batata, tapioca); pode ser utilizado o protocolo da dieta baixa em FODMAPs.

Síndrome do intestino irritável

A síndrome do intestino irritável (SII) é uma doença que tem como característica alteração na motilidade intestinal sem justificativa causando desconforto abdominal ou dor. Além disso, o paciente normalmente apresenta gases, distensão abdominal, diarreia ou constipação e pode desenvolver ansiedade relacionada ao estresse psicossocial. Os sintomas podem ser vagos e transitórios, o que dificulta o diagnóstico.

A SII é classificada como transtorno funcional, porque os exames não apontam anormalidades diagnósticas, e, portanto, não é uma doença inflamatória intestinal. A SII é observada em 15% a 20% das crianças e dos adultos (principalmente mulheres). Cerca de 40% dos pacientes têm intolerância a lactose.

Para o diagnóstico, são utilizados os critérios ROMA III. O paciente relata dor ou desconforto abdominal periodicamente por pelo menos três dias por mês nos últimos três meses, com início pelo menos seis meses antes do diagnóstico e com dois ou mais sintomas:

- Melhora da dor com a evacuação.
- Alteração da frequência das evacuações no início.
- Modificação no formato das fezes no início.

DIETOTERAPIA DA SÍNDROME DO INTESTINO IRRITÁVEL

Assim como nas doenças inflamatórias intestinais, pacientes com a síndrome do intestino irritável podem ser beneficiados com a exclusão de alimentos ricos em FODMAPs por um período de seis a oito semanas, reduzindo os sintomas e os desconfortos gastrointestinais. O período de reintrodução deve ser feito com muito cuidado para que se identifique qual(is) alimento(s) não são tolerados pelo paciente.

Os objetivos da dietoterapia na SII são:

- Recuperar ou manter o estado nutricional.
- Melhorar a alimentação e o funcionamento intestinal.
- Monitorar as alergias e intolerâncias alimentares.
- Aliviar os sintomas.

A conduta dietoterápica na síndrome do intestino irritável pode ser assim definida:

- **Via de administração:** oral, se o paciente consegue ingerir, deglutir e digerir o alimento.
- **Consistência:** geral (sintomas atrelados aos alimentos; retirando-se os componentes da dieta, melhoram a dor e o desconforto); isenta de glúten, lactose, leguminosas e excesso de gordura nas refeições por seis a oito semanas, retornando ao consumo gradativamente.
- **Fracionamento:** seis refeições por dia (em pequenos volumes).
- **Energia:** valor calórico total suficiente para atender ao estado nutricional.
- **Macronutrientes:**
    - Proteína (de 1 a 1,5 g/kg de peso, a depender do estado nutricional).

- Lipídio (20% a 30% do VCT; a dieta pode ser de hipolipídica a normolipídica).
- Carboidrato (50% a 60% do VCT; evitar grandes concentrações).

- **Fibras:** 25 g a 30 g (equilíbrio entre solúveis e insolúveis).
- **Micronutrientes:** antioxidantes; vitaminas A, C e E (ajudam na recuperação da mucosa intestinal); se houver diarreia, eletrólitos como potássio, magnésio e sódio e vitaminas lipossolúveis A, D, E e K; se o paciente usar laxantes, cálcio e potássio e vitaminas lipossolúveis A, D, E e K.
- **Água:** no mínimo 2 L (para ajudar o funcionamento intestinal).
- **Orientações gerais:** adequar o tipo de fibra (a depender de diarreia ou constipação); evitar ingestão excessiva de açúcar; excluir glúten, lactose, leguminosas e excesso de gordura nas refeições; excluir cafeína (diarreia) e alimentos condimentados ou formadores de gases; pode ser utilizado o protocolo da dieta baixa em FODMAPs.

Síndrome do intestino curto

A síndrome do intestino curto (SIC) pode ser definida como deficiência de absorção ocasionada pela redução do comprimento ou diminuição do intestino depois de ressecção (retirada cirúrgica de parte considerável do intestino). Uma redução de 70% a 75%, ou dois terços do intestino delgado, normalmente resulta em SIC. Na SIC, o paciente não consegue manter a nutrição e a hidratação com uma ingestão normal de líquidos e alimentos, independentemente do comprimento do intestino.

A SIC pode acontecer em virtude de complicações em casos de doença de Crohn, retocolite ulcerativa inespecífica, câncer ou cirurgia bariátrica. As consequências da SIC são má absorção, distúrbios eletrolíticos e desnutrição. Dependendo do tamanho da ressecção, da integridade da mucosa no intestino remanescente, da adaptação intestinal e da presença ou ausência de cólon intestinal, essa má absorção pode ser ainda mais grave. Portanto, a dietoterapia exerce papel fundamental no tratamento da SIC.

DIETOTERAPIA NA SÍNDROME DO INTESTINO CURTO

Os objetivos da dietoterapia na SIC são:

- Recuperar ou manter EN.
- Melhorar o funcionamento intestinal.

Após a ressecção cirúrgica, é importante determinar a extensão da ressecção, estabelecer a via de administração, fazer a reposição hidroeletrolítica de vitaminas e minerais e controlar a diarreia. A conduta dietoterápica na síndrome do intestino curto pode ser dividida em três etapas:

I. **Fase pós-operatória:** logo após a cirurgia.

- Nutrição parenteral e manutenção de fluidos intravenosos para proporcionar estabilidade hemodinâmica e minimizar as alterações hidroeletrolíticas.

II. **Fase adaptativa:** liberada a via oral; diminuição da diarreia, melhora do estado geral e do processo digestivo absortivo.

- **1ª fase:** líquida restrita (dois dias até uma semana); a dieta deve ser hidrolisada para facilitar a absorção. Alimentos permitidos: água de coco, caldo coado e mucilagens com baixa osmolaridade (amido, farinha de arroz) com poder de retardo intestinal.
- **2ª fase:** nessa fase, a dieta deve ter pouco resíduo e gordura, ser baixa ou isenta de dissacarídeos e ser pouco fermentativa. Alimentos permitidos: batata, cenoura, chuchu.
- **3ª fase:** mesma dieta da 2ª fase mais caldo de leguminosas ou carnes (pobres em purinas).

- **4ª fase:** geralmente 1 mês e meio após a cirurgia; mesma dieta da 3ª fase mais triglicerídeo de cadeia média, folhas tenras (alface, escarola) e frutas cozidas.
- **5ª fase:** dieta adaptada e hipolipídica com restrição de alimentos não tolerados.

III. **Fase de recuperação:** dois a três meses após a cirurgia.

- **Via de administração:** oral (paciente consegue ingerir e deglutir).
- **Consistência:** branda (para facilitar a digestão) com suplemento oligomérico, hipercalórico, hiperproteico e com triglicerídeo de cadeia média.
- **Fracionamento:** seis a oito refeições por dia (em pequenos volumes).
- **Energia:** de 30 a 60 kcal/kg (comum entre 35 e 40 kcal/kg); o paciente tem fome e deve comer mais, pois não está absorvendo tudo; ir aumentando o valor calórico conforme a diarreia diminui.
- **Macronutrientes:**
    - Proteína (de 1,2 a 1,5 g/kg/dia).
    - Lipídio (20% a 35% do VCT mais triglicerídeo de cadeia média; a dieta pode ser de hipo a normolipídica, a depender se o paciente retirou o duodeno e o jejuno).
    - Carboidrato (40% a 60% do VCT; evitar grandes concentrações; deve ser pobre em lactose e priorizar os carboidratos complexos).
- **Fibras:** 25 g (priorizar solúveis).
- **Micronutrientes:** vitaminas lipossolúveis A, D, E e K; cálcio (por causa da restrição das fontes); zinco e magnésio (sistema imune);

selênio (imunomodulador); vitamina B_{12} (pacientes com ressecção de íleo terminal).

- **Água:** no mínimo 2 L (para ajudar o funcionamento intestinal).
- **Orientações gerais:** excluir bebidas alcoólicas e cafeína; ingerir líquidos entre as refeições, e não durante; cuidado quanto à higiene; priorizar fibras solúveis (frutas sem casca, aveia, batata, tapioca).

Intercorrências intestinais

OSTOMIA INTESTINAL

A ostomia intestinal é uma abertura cirúrgica feita entre o intestino e a pele, sendo especificamente nomeada de acordo com o local de origem ao longo do sistema intestinal.

A ostomia em alça é reversível e utilizada mais frequentemente como intervenção cirúrgica temporária para pacientes graves com doença de Crohn, retocolite ulcerativa inespecífica, câncer, trauma e diverticulite. A ostomia terminal também pode ser reversível, mas é utilizada em pacientes que têm o intestino retirado. Pode ser colostomia (cólon), quando apenas o reto e o ânus são removidos, ou ileostomia (íleo), quando o cólon inteiro for retirado, além do reto e do ânus.

Após a cirurgia, a recomendação dietética para pacientes com colostomia ou ileostomia é manter a alimentação até que o intestino funcione ou que as fezes sejam eliminadas.

Dietoterapia para ostomia

A flatulência e o odor das fezes é uma preocupação mais comum para o paciente com colostomia do que para o paciente com ileostomia. Na colostomia, deve-se evitar consumir alimentos formadores de gases (leguminosas, sulfurosos) e que produzem odores (frutos do mar, carnes defumadas), além de preferir a ingestão de alimentos que eliminam odores (maçã sem casca e semente, iogurte, coalhada) e constipantes (batata, mandioquinha, cenoura).

Na ileostomia, deve-se evitar consumir alimentos laxativos (cereais integrais, leguminosas, frutas como mamão) e preferir a ingestão de alimentos constipantes (batata, mandioquinha, cenoura).

As recomendações nutricionais para a ostomia seguem no quadro 23.

Quadro 23. Recomendações nutricionais para pacientes com ostomia

Nutriente	Colostomia	Ileostomia
Proteína	1 a 1,5 g/kg/dia	1 a 1,5 g/kg/dia
Lipídio	Normolipídica	Hipolipídica
Carboidrato	50% a 60% do VCT	50% a 60% do VCT
Fibras	Oferecer fibras solúveis e insolúveis de acordo com a tolerância do paciente	Oferecer fibras solúveis
Vitaminas	Seguir recomendações da faixa etária	Seguir recomendações da faixa etária; suplementar lipossolúveis em caso de esteatorreia
Minerais	Seguir recomendações da faixa etária	Seguir recomendações da faixa etária; suplementar cálcio, magnésio e potássio caso seja necessário

Doenças dos órgãos acessórios: pâncreas e sistema biliar

Saindo do estômago, o quimo vai para o duodeno (primeira porção do intestino delgado), e ele recebe, além do suco entérico, secreções pancreáticas e do sistema biliar.

O pâncreas é uma glândula com função endócrina e exócrina. A primeira é responsável pelos hormônios insulina e glucagon, e a segunda, pela produção de um fluido alcalino e pela secreção de enzimas digestivas, também reguladas por hormônios. Quando o conteúdo de gordura e de proteína no duodeno aumenta, o sistema circulatório leva o hormônio colecistoquinina até o pâncreas e estimula a produção de enzimas pancreáticas. São elas:

- **Proteolíticas:** estão na forma inativa para a digestão de proteínas como o tripsinogênio, o quimiotripsinogênio e a procarboxipeptidase (enzimas ativadas no duodeno pela enteroquinase, impedindo que elas se "autodigiram" no pâncreas).
- **Amilase pancreática (forma ativa):** para a digestão de carboidratos.
- **Lipase pancreática (forma ativa):** para a digestão de gorduras.

Quando o conteúdo ácido no duodeno aumenta, o sistema circulatório leva o hormônio secretina até o pâncreas, produzindo o fluido alcalino que serve para neutralizar o conteúdo ácido e melhorar o funcionamento das enzimas pancreáticas.

O sistema biliar é composto pelo fígado (maior e mais importante órgão metabólico do corpo), pela vesícula biliar (que armazena e concentra a bile entre as refeições, sendo esvaziada durante as refeições) e pelos dutos associados.

A função do fígado no sistema digestório é secretar a bile (que contém sais biliares, colesterol, lecitina, bilirrubina e um fluido alcalino aquoso, e não tem nenhuma enzima digestiva), além de atuar ativamente na digestão e na absorção das gorduras. A bile entra no duodeno e faz seu papel de emulsificar, formar micelas, digerir e absorver a gordura. A maior parte dos sais biliares, no final do processo, é reabsorvida no sangue por transporte ativo já no íleo.

O fígado tem diversas outras funções importantes, como: metabolismo dos nutrientes depois da absorção no TGI; desintoxicação de hormônios, detritos, substâncias químicas e fármacos; armazenamento de glicogênio, gorduras, ferro, cobre e várias vitaminas; síntese de proteínas plasmáticas; excreção de colesterol e bilirrubina; entre outras.

Doenças da vesícula biliar

A colelitíase é a formação de cálculos biliares dentro da vesícula. As alterações na composição da bile, a estase biliar, o muco e o cálcio na vesícula são os principais fatores de risco, mas a doença é multifatorial: indivíduos com obesidade, fatores genéticos, uso de alguns fármacos, hormônios femininos, nutrição parenteral por tempo prolongado, grande perda de peso em pouco tempo, doenças na vesícula biliar e no fígado, doença de Crohn, anemia falciforme e alergias alimentares também contribuem para a formação dos cálculos biliares.

Os cálculos podem ser formados por:

- **Colesterol:** podem ter 90% a 100% de colesterol ou podem ser cálculos mistos, que contêm 50% a 90% de colesterol.
- **Bilirrubinato de cálcio:** cálculo pigmentado ou preto, comum em pacientes com hemólise crônica, condição que pode acontecer na anemia falciforme.
- **Pigmento marrom:** mais raro, geralmente é formado no duto colédoco.

Os cálculos que passam pela vesícula e se instalam no duto colédoco ou até mesmo no duodeno podem não causar sintomas. A coledocolitíase ocorre quando os cálculos deslizam para os dutos biliares, provocando dor, obstrução, náuseas e cólicas. Caso a bile não consiga chegar no duodeno, pode surgir a colecistite. A colecistite é uma inflamação dos tecidos da vesícula biliar ou uma complicação da colelitíase que não é diagnosticada ou tratada corretamente. Já a colangite é a inflamação dos dutos biliares. A colecistectomia é a retirada da vesícula.

DIETOTERAPIA DAS DOENÇAS DA VESÍCULA BILIAR

Para a colelitíase, não existe uma dietoterapia específica. Uma dieta hipolipídica pode contribuir para prevenir as contrações da vesícula biliar. O colesterol da dieta tem pouco efeito no colesterol endógeno. São necessárias mudanças de estilo de vida com perda de peso sustentável e o fracionamento de refeições, evitando o jejum prolongado.

Para a colecistite e a colangite, os objetivos da terapia nutricional são:

- Manter ou recuperar o estado nutricional.
- Evitar o estímulo da vesícula biliar.
- Aliviar a dor.
- Evitar perdas de peso rápidas.
- Adequar a dieta à tolerância alimentar do paciente.

A conduta dietoterápica pode ser assim definida:

- **Via de administração:** oral, se o paciente consegue ingerir, deglutir e digerir o alimento.
- **Consistência:** branda (diminuir dor e inflamação).
- **Fracionamento:** seis refeições por dia (em pequenos volumes).
- **Energia:** valor calórico total suficiente para atender ao estado nutricional.
- **Macronutrientes:**
    - Proteína (de 0,8 g/kg a 1 g/kg de peso).
    - Lipídio (20% a 25% do VCT na fase aguda e 25% a 30% do VCT na fase crônica).

- Carboidrato (50% a 60% do VCT, mas a dieta pode ser hiperglicídica, para compensar a redução dos lipídios).
- **Fibras:** 25 a 30 g (equilíbrio entre solúveis e insolúveis).
- **Micronutrientes:** antioxidantes, como vitaminas A, C e E (ajudam na recuperação da mucosa intestinal); vitaminas lipossolúveis (A, D, E e K).
- **Água:** 2 L/dia.
- **Orientações gerais:** evitar grandes concentrações de gordura nas refeições.

Na colecistectomia, a dieta deve ser hipolipídica e bem distribuída ao longo do dia, evitando-se grandes concentrações de gordura. A dieta deve ser seguida por pelo menos 6 meses, iniciando com dieta líquida restrita até branda/geral. Devem ser suplementadas as vitaminas lipossolúveis (A, D, E e K).

Doenças do pâncreas

A pancreatite é uma inflamação do pâncreas que pode acontecer de maneira leve, moderada e até grave, sendo classificada como aguda ou crônica. Os sintomas incluem dor abdominal que pode piorar com a ingestão alimentar, náusea, vômitos, distensão abdominal e esteatorreia (gordura nas fezes). Os pacientes mais graves podem apresentar pressão baixa, oligúria (baixa produção de urina) e falta de ar.

A pancreatite aguda (PA) se apresenta de modo leve ou moderado em 70% a 80% dos casos, atingindo tecidos locais, ou de modo grave, por meio de uma resposta inflamatória sistêmica que pode acometer outros órgãos. As principais causas da PA são: colelitíase, consumo de álcool, alguns fármacos, como inibidores da enzima de conversão de angiotensina, e uso de estrogênio em mulheres com dislipidemia.

A pancreatite crônica (PC) é uma inflamação contínua que tem como característica a ativação de enzimas digestivas dentro do pâncreas, provocando autodigestão e dano irreversível. O alcoolismo e o tabagismo são os principais fatores de risco no desenvolvimento da PC.

DIETOTERAPIA NA PANCREATITE AGUDA

Os objetivos da dietoterapia na pancreatite aguda são:

- Recuperar ou manter o estado nutricional.
- Diminuir a dor.
- Repousar e preservar o pâncreas, diminuindo as enzimas pancreáticas.
- Reduzir a inflamação.
- Evitar evolução para a pancreatite crônica.

Na pancreatite leve, o paciente fica em jejum prescrito pelo médico por dois a sete dias. Conforme a amilase reduz e os sintomas de dor ou outras complicações diminuem, a alimentação via oral é liberada. A conduta dietoterápica pode ser assim definida:

- **Via de administração:** oral, se o paciente consegue ingerir, deglutir e digerir o alimento.
- **Consistência:** no início a dieta é líquida restrita, e vai evoluindo gradativamente para líquida completa, leve, até branda.
- **Fracionamento:** seis a oito refeições por dia (em pequenos volumes).
- **Energia:** 20 a 25 kcal/kg (após estabilidade hemodinâmica); 25 a 35 kcal/kg (na fase de recuperação, a depender de outras doenças de base).
- **Macronutrientes:**

- Proteína (de 1 a 2 g/kg de peso).
- Lipídio (≤ 20% do VCT; se houver esteatorreia, 3% a 5% do VCT com triglicerídeo de cadeia média; 20% a 30% do VCT quando houver boa aceitação).
- Carboidrato (50% a 60% do VCT).

- **Micronutrientes:** antioxidantes, como vitaminas A, C e E (ajudam na recuperação e na cicatrização); vitaminas lipossolúveis (A, D, E e K); vitamina B_{12} (uso de antibióticos, alcoolismo); cálcio, ferro e magnésio (uso de antibióticos).

Na pancreatite aguda moderada ou grave, após a liberação da dieta, normalmente é prescrita a nutrição enteral para reduzir a produção de enzimas e poupar o trato gastrointestinal. A dieta deve ser com baixo teor de lipídios, e a sonda deve ser posicionada no jejuno proximal, após o ângulo de Treitz, para diminuir o estímulo de colecistoquinina e secretina, reduzindo a atividade pancreática. Conforme a melhora do quadro clínico e a redução da amilase e da lipase pancreáticas, iniciar a dieta via oral.

DIETOTERAPIA NA PANCREATITE CRÔNICA

Os objetivos da dietoterapia na pancreatite crônica são:

- Recuperar o estado nutricional e manter o peso.
- Minimizar perda de gordura nas fezes.
- Diminuir a dor.
- Facilitar a digestão.

A conduta dietoterápica pode ser assim definida:

- **Via de administração:** oral, se o paciente consegue ingerir, deglutir e digerir o alimento.

- **Consistência:** branda (para favorecer a digestão), com suplemento oligomérico, hipercalórico e proteico com TCM.
- **Fracionamento:** seis a oito refeições por dia (em pequenos volumes).
- **Energia:** 30 kcal/kg a 40 kcal/kg (ofertar mais para melhorar a absorção).
- **Macronutrientes:**
    - Proteína (de 1 g/kg a 1,5 g/kg de peso).
    - Lipídio (≤ 20% do VCT; se houver esteatorreia, 3% a 5% do VCT com triglicerídeo de cadeia média; 20% a 30% do VCT quando houver boa aceitação).
    - Carboidrato (50% a 60% do VCT).
- **Fibras:** 20 g a 25 g (priorizar solúveis).
- **Micronutrientes:** antioxidantes, como vitaminas A, C e E (ajudam na recuperação e na cicatrização); vitaminas lipossolúveis (A, D, E e K); vitamina B_{12} (uso de antibióticos, alcoolismo); ferro, vitamina B_{12}, B_6, (uso de omeprazol); eletrólitos (se houver diarreia).
- **Água:** no mínimo 2 L/dia.
- **Orientações gerais:** dieta geral (com enzimas para facilitar a digestão); alimentos mais bem cozidos; excluir o álcool.

Doenças hepáticas

As doenças hepáticas, ou hepatopatias, podem ser de origem primária, como no caso da hepatite viral e do carcinoma hepático, e de origem secundária, como no caso do câncer disseminado, das infecções, da hipertensão portal e do alcoolismo. As hepatopatias também podem ser hereditárias.

As doenças hepáticas podem ser classificadas como agudas ou crônicas. Na forma aguda, há morte de células hepáticas e redução da funcionalidade do órgão. Pode acontecer em casos de hepatite A, B e C, lesão hepática por fármacos, colangite e doença hepática alcoólica. Na forma crônica, além da redução dos hepatócitos, a circulação hepática é modificada, com redução da permeabilidade e das trocas entre as células hepáticas e o sangue.

A fisiopatologia normalmente se inicia com um agente tóxico, que pode ser o álcool, um vírus, um fármaco e até uma doença crônica, causando uma lesão hepática, que pode ser reversível (regeneração e renovação) ou irreversível (necrose e fibrose). Com a lesão hepática, os macrófagos (células de Kupffer) migram para a região para tentar conter a inflamação. Com a inflamação instalada, aumentam as citocinas inflamatórias como TNF-alfa, interleucina-1 e interleucina-6.

Se as agressões permanecem, a cronicidade resulta em uma hepatite, que pode ser viral, alcoólica ou não alcoólica. Com a progressão da inflamação acontece a morte celular (necrose), aumentando mais citocinas inflamatórias e a migração das células de Ito para a região, produzindo colágeno e fibroblastos para a cicatrização e gerando uma fibrose. As sucessivas lesões podem gerar mais necrose e fibrose. Quando há muitos focos de fibrose e grande parte do fígado está comprometido, surge a cirrose.

Na cirrose, as substâncias que chegam pela veia porta hepática têm dificuldade em passar pelo fígado, pois o fluxo sanguíneo está comprometido; como consequência, aumentam o volume sanguíneo e a pressão na parede da veia porta. Essa elevação leva a uma hipertensão portal. Com o fígado doente, diminuem a produção de albumina (hipoalbuminemia), a osmolaridade e a pressão oncótica. O sangue fica mais diluído, e a água vai para a cavidade abdominal, causando a ascite.

Com a hipertensão portal e a hipoalbuminemia, há uma tentativa de liberar o fluxo sanguíneo e melhorar a vascularização, mas acabam surgindo varizes no trato gastrointestinal, principalmente no esôfago. Com a redução dos fatores de coagulação, qualquer sangramento das varizes pode ser mais perigoso. Com o fluxo comprometido, o retorno venoso, a saída de sangue do coração, o volume sanguíneo e a pressão arterial inicialmente diminuem. Isso aumenta o sistema renina-angiotensina-aldosterona, o que eleva também a reabsorção de água e sódio, a pressão arterial e a chance de edema periférico. A cirrose é o resultado da agressão crônica do fígado.

Já a doença hepática gordurosa não alcoólica (DHGNA) reúne diversas anormalidades hepáticas e tem como característica um acúmulo de lipídios no citoplasma dos hepatócitos em pacientes sem consumo excessivo de etanol. A alimentação exerce um papel crucial no desenvolvimento e no tratamento desses casos. A alta ingestão calórica associada a um gasto energético reduzido pode ocasionar um acréscimo de gordura não somente no tecido adiposo, mas também em outros órgãos e tecidos, como o fígado.

A DHGNA está associada a obesidade, resistência a insulina, circunferência abdominal elevada, dislipidemia, diabetes tipo 2 e síndrome metabólica. Inclui esteatose hepática benigna, esteato-hepatite não alcoólica (ou NASH – *nonalcoholic steatohepatitis*) com esteatonecrose, fibrose que pode evoluir para cirrose e insuficiência hepatocelular.

A encefalopatia, por fim, é uma síndrome clínica causada por alterações neuropsíquicas, tendo como características o comprometimento da atividade mental, distúrbios neuromusculares e modificação da consciência. A encefalopatia hepática é de origem metabólica e potencialmente reversível, e surge em pacientes com doenças hepáticas graves.

DIETOTERAPIA DAS DOENÇAS HEPÁTICAS

Na esteatose hepática, na doença hepática gordurosa não alcoólica ou na esteato-hepatite não alcoólica, as recomendações dietoterápicas devem ser as mesmas da doença de base, que pode ser obesidade, diabetes, dislipidemia e síndrome metabólica.

Dietoterapia na cirrose

Os objetivos da dietoterapia na cirrose são:

- Recuperar o estado nutricional.
- Promover a regeneração dos hepatócitos saudáveis e evitar a encefalopatia.
- Evitar o catabolismo proteico promovendo substratos energéticos (equilíbrio de macronutrientes) e proteicos suficientes.
- Garantir o consumo adequado de aminoácidos para manter o balanço nitrogenado, ofertando a proteína de maneira equilibrada.
- Diminuir edema e ascite.
- Favorecer a aceitação da dieta e melhorar o aproveitamento de nutrientes.

A conduta dietoterápica pode ser assim definida:

- **Via de administração:** oral, se o paciente consegue ingerir, deglutir e digerir o alimento.
- **Consistência:** branda (para diminuir dor e por conta das varizes esofágicas; o atrito dos alimentos pode provocar hemorragia).
- Temperatura morna (evitar sangramento e vasodilatação).
- Suplemento oligomérico, hipercalórico, hiperproteico, com TCM e para hepatopata; dieta hipossódica (geralmente por conta da ascite).
- **Fracionamento:** seis a oito vezes por dia (para evitar gliconeogênese e hipercatabolismo).
- **Energia:** de 30 kcal/kg/dia a 40 kcal/kg/dia (síntese celular demanda grande gasto energético; a dieta deve garantir que a proteína não seja desviada para gliconeogênese; evitar aumentar a concentração de amônia).
- **Macronutrientes:**
    - Proteína: oferecer 150 kcal para 1 g de nitrogênio.

- ♦ Fase inicial: de 0,8 g/kg/dia a 1 g/kg/dia (hepatopatas estáveis, sem edema ou ascite).
- ♦ Fase ativa: de 1,2 g/kg/dia a 2 g/kg/dia (para melhorar a retenção hidrogenada e evitar que a proteína seja utilizada como substrato energético).
- ♦ Três partes de aminoácidos de cadeia ramificada (isoleucina, leucina, valina e lisina) para uma parte de aminoácidos aromáticos (fenilanina, tirosina e triptofano).

- Lipídio: de 25% a 30% do VCT.
  - ♦ Colestase (obstrução das vias biliares) e icterícia (pele amarelada): ≤ 20% do VCT.
  - ♦ Esteatorreia (gordura nas fezes): 20% do VCT e 5% do VCT com triglicerídeo de cadeia média.
- Carboidrato (50% a 60% do VCT, com até 10% do VCT de carboidrato simples; evitar se houver hiperglicemia).

- **Fibras:** 20 g a 30 g (equilíbrio entre solúveis e insolúveis; restrição hídrica).
- **Micronutrientes:** vitaminas lipossolúveis (A, D, E e K); vitamina B_{12} e B_1 (alcoolismo); ferro, magnésio e zinco (cofatores enzimáticos); controlar sódio (edema e ascite, até 2 g) e potássio (suplementar se tiver hipocalemia e se fizer uso de diuréticos).
- **Outros nutrientes:** uso de simbióticos (equilibrar a flora intestinal).
- **Água:** restrição hídrica (geralmente até 1 L).
- **Orientações gerais:** priorizar alimentos com menor teor de aminoácidos aromáticos e maior teor de aminoácidos de cadeia ramificada: frutas (maçã, mamão, manga e goiaba); leguminosas (soja, lentilha, feijão); legumes (brócolis, couve-flor, pepino, abóbora, rabanete, cebola); leite de soja e cabra. Utilizar alimentos

de fácil digestibilidade e alta densidade calórica. Ministrar suplementos à noite para evitar hipoglicemia e para prevenir perda de peso.

Dietoterapia na encefalopatia hepática

Os objetivos da dietoterapia na encefalopatia são:

- Reverter a encefalopatia (diminuir a amônia).
- Amenizar os sintomas.
- Adaptar a dieta ao estágio da encefalopatia hepática.
- Evitar catabolismo proteico para conter o excesso de amônia.
- Diminuir substratos para falsos neurotransmissores.
- Reduzir a ingestão dos aminoácidos de cadeia aromática (fenilalanina, tirosina e triptofano).
- Reduzir os substratos proteicos no intestino.

A conduta dietoterápica pode ser assim definida:

- **Via de administração:**
    - Graus 1 e 2: oral (paciente consegue ingerir, deglutir e digerir o alimento).
    - Graus 3 e 4: nutrição enteral.
    - Hemorragia, falência intestinal, pós-operatório imediato: nutrição parenteral.
- **Consistência:** pastosa (competência em se alimentar; letargia) a branda (por conta das varizes esofágicas; o atrito dos alimentos pode provocar hemorragia).
- **Temperatura:** morna (para evitar sangramento e vasodilatação).

- **Fracionamento:** seis a oito vezes por dia (para evitar gliconeogênese e hipercatabolismo).

- **Energia:** de 30 kcal/kg/dia a 40 kcal/kg/dia (a dieta deve garantir que a proteína não seja desviada para gliconeogênese; evitar aumentar a concentração de amônia; incluir suplemento oligomérico, hipercalórico, hiperproteico, com TCM, com aminoácidos de cadeia ramificada e para hepatopata).

- **Macronutrientes:**

  - Proteína:

    - Pré-coma: 0,8 g/kg/dia mais aminoácidos de cadeia ramificada; excluir alimentos ricos em amônia.

    - Coma: restrição da alimentação via oral, hidratação ou solução glicosada ou nutrição enteral ou parenteral (período maior que 3 dias).

    - Pós-coma: de 0,5 g/kg/dia (início) a 1,5 g/kg/dia.

  - Lipídio: de 25% a 30% do VCT.

    - Colestase (obstrução das vias biliares) e icterícia (pele amarelada): ≤ 20% do VCT.

  - Carboidrato (50% a 60% do VCT).

- **Fibras:** 20 g a 30 g (equilíbrio entre solúveis e insolúveis; restrição hídrica).

- **Micronutrientes:** vitaminas lipossolúveis (A, D, E e K); vitamina B_{12} e B_1 (alcoolismo); ferro, magnésio e zinco (cofatores enzimáticos); controlar sódio (edema e ascite, até 2 g) e potássio (suplementar se tiver hipocalemia e se fizer uso de diuréticos).

- **Água:** restrição hídrica (só com hiponatremia grave e sem uso de diuréticos).

- **Orientações gerais:** priorizar alimentos com menor teor de aminoácidos aromáticos e maior teor de aminoácidos de cadeia ramificada: frutas (maçã, mamão, manga e goiaba); leguminosas (soja, lentilha, feijão); legumes (brócolis, couve-flor, pepino, abóbora, rabanete, cebola); leite de soja e cabra. Utilizar alimentos de fácil digestibilidade e alta densidade calórica. Ministrar suplementos à noite para evitar hipoglicemia e prevenir perda de peso.

Doenças críticas ou do estresse metabólico

As doenças críticas estão relacionadas a um estresse metabólico e a uma resposta inflamatória sistêmica, ocasionando intercorrências graves, infecção e perda de funções orgânicas. A resposta metabólica à inflamação em pacientes com trauma, sepse, queimaduras ou cirurgias de grande porte é complicada, e muitas vias metabólicas participam ativamente do processo. As alterações metabólicas persistem durante todo o processo, desde o início até a recuperação completa.

Após a lesão, a fase inicial ocasiona hipovolemia (diminuição do volume sanguíneo), choque e hipóxia (ausência de oxigênio nos tecidos). Nessa fase, diminuem o débito cardíaco, o consumo de oxigênio e a temperatura corporal. A insulina também fica reduzida por causa de um aumento da produção de glicose pelo fígado.

Com o aumento da produção de glicose e da liberação de ácidos graxos livres, de insulina, de catecolaminas, de glucagon e de cortisol, inicia-se a fase de fluxo. O débito cardíaco, o consumo de oxigênio, a temperatura corporal e o gasto de energia aumentam, o que leva a um balanço energético negativo e hipercatabolismo. A perda de massa magra provocada pelo hipercatabolismo pode agravar o estado clínico e nutricional do paciente, prolongando o tempo de internação e de permanência em unidade de terapia intensiva (UTI).

As citocinas inflamatórias – como interleucina-1, interleucina-6 e fator de necrose tumoral (TNF) – são recrutadas pelas células de defesa em resposta à lesão para estimular o sistema imune a combater a inflamação. As citocinas também aumentam a captação de aminoácidos pelo fígado e a degradação da massa muscular.

Trauma

O traumatismo é uma lesão que pode acontecer em qualquer parte do corpo por um agente ou objeto de maneira inesperada ou violenta. Os traumatismos dão origem a um trauma, lesão ou ferida. O trauma é um evento agudo que modifica o equilíbrio homeostático do organismo, pois gera uma complexa resposta sistêmica na tentativa de preservar as funções vitais.

Os traumatismos mais simples incluem feridas cortantes na pele ou lesões mais profundas, que provocam hematomas, queimaduras, hemorragias, contusões, estiramentos ou fraturas. Os traumas mais graves podem ser encefálicos, medulares, torácicos e abdominais, regiões em que são capazes de causar grandes hemorragias e outras complicações.

São tipos de traumas:

- **Politraumatismo:** múltiplas lesões ou fraturas.
- **Cirurgias:** principalmente as de grande porte.
- **Sepse:** conjunto de reações inflamatórias ou resposta a uma infecção grave.
- Queimaduras.
- Hemorragia.
- Pancreatite aguda.

Cirurgias

As cirurgias, especialmente as de grande risco (realizadas em órgãos torácicos, abdominais, na coluna e no crânio, assim como as cirurgias vasculares e os transplantes), estão associadas a intercorrências como hemorragia, alterações hemodinâmicas e outras complicações durante e depois do procedimento. Podem ser de emergência, quando são realizadas imediatamente, pois o paciente corre risco de morte; urgentes, quando são realizadas de 24 horas a 48 horas após a indicação; e eletivas, quando podem ser programadas com antecedência.

Em virtude da complexidade e do risco de lesão de órgãos vitais, a nutrição exerce um papel fundamental no processo pré-operatório e pós-operatório, reduzindo o risco de complicações e o tempo de internação e de permanência em UTI. Embora a obesidade represente um fator de risco na cirurgia, a desnutrição também está associada a complicações cirúrgicas, morbidade e óbito.

A dietoterapia depende do tipo de cirurgia, da complexidade, do estado clínico e nutricional e das comorbidades ou doença de base do paciente.

Sepse

A sepse é uma infecção diagnosticada com um microrganismo identificável. O paciente em sepse grave desenvolve a síndrome da resposta inflamatória sistêmica (SRIS), uma resposta inflamatória sistêmica à infecção causada por microrganismos, com o aumento de dois ou mais SOFA (*sequential organ failure assessment*, ou pontuação sequencial de avaliação de falência orgânica). O SOFA é uma maneira de avaliar diariamente, por pontuação, as disfunções e o grau de comprometimento do funcionamento orgânico do paciente, subdivididos em seis escores diferentes: respiratório, cardiovascular, hepático, de coagulação, renal e neurológico.

Os critérios antigos de definição de SRIS, como frequência respiratória maior que 20 rpm, frequência cardíaca maior que 90 bpm, hipertermia ou hipotermia e leucocitose ou leucopenia, não foram descartados, apenas não são mais utilizados para o diagnóstico. A SRIS pode acontecer em casos de infecção, pancreatite, isquemia, queimaduras, politraumatismo, choque hemorrágico ou lesão de órgão imunomediada.

Na sepse, o indivíduo desenvolve uma resposta humoral e celular acentuada a uma agressão aguda causada por um microrganismo. As células de defesa são recrutadas, as interleucinas pró-inflamatórias são liberadas para o local da lesão, aumentam as espécies reativas e o consumo local de oxigênio, assim como a coagulação, e ocorre disfunção mitocondrial e do endotélio vascular.

Ao mesmo tempo, existe uma tentativa de citocinas anti-inflamatórias restabelecerem o equilíbrio, exercendo uma atividade antioxidante, mas que nem sempre é bem-sucedida. Com o estresse metabólico, ocorre o aumento da produção de glicose e da liberação de ácidos graxos livres, de insulina, de catecolaminas, de glucagon e de cortisol, o que eleva o débito cardíaco e o gasto de energia, ocasionando o hipercatabolismo.

Dietoterapia na sepse

Os objetivos da dietoterapia na sepse são:

- Evitar hipercatabolismo.
- Diminuir a inflamação.
- Recuperar o sistema imune.
- Restabelecer o equilíbrio hidroeletrolítico.

Para pacientes em sepse grave (fase aguda), após o jejum, estabilização hemodinâmica e mínimas condições clínicas (sem obstrução, fístula, vômitos ou diarreias excessivas e isquemia intestinal), recomenda-se iniciar o mais breve possível a dieta enteral com 10 a 20 mL por hora, ou 500 kcal/dia. A nutrição ajuda a manter o trofismo e a integridade do intestino, estimulando o fluxo sanguíneo local e a produção de citocinas e hormônios. Na primeira semana, é importante definir metas calóricas e proteicas e evoluir gradativamente, até que o paciente possa voltar a se alimentar via oral. A conduta nutricional fica assim estabelecida:

- **Via de administração:** oral (assim que o paciente se recuperar e conseguir ingerir e deglutir).
- **Consistência:** branda (para facilitar a aceitação alimentar e a digestibilidade).
- **Temperatura:** não muito quente.
- **Fracionamento:** de seis vezes (no hospital) a oito vezes por dia (para evitar que o paciente perca peso).
- **Energia:** de 25 kcal/kg/dia a 30 kcal/kg/dia (paciente debilitado que geralmente tem resistência a insulina pode apresentar hiperglicemia; o ideal é não superalimentar o paciente; é importante ir aos poucos reduzindo o quadro infeccioso e mantendo o peso). Incluir suplemento oligomérico, hipercalórico, hiperproteico com triglicerídeos de cadeia média e imunomoduladores (ômega 3, arginina, glutamina e selênio).
- **Macronutrientes:** oferecer uma boa proporção entre carboidratos e lipídios para não utilizar a proteína como substrato energético; o paciente pode ter resistência a insulina e usar o lipídio como fonte de energia.
  - Proteína: fazer o balanço nitrogenado (relação entre calorias não proteicas e gramas de nitrogênio, para não utilizar proteína como fonte de energia); 1,2 g/kg a 1,5 g/kg com parte de glutamina (para saúde intestinal e recuperação de enterócitos, evitando infecções) e arginina (para o sistema imune).
  - Lipídio: de 25% a 30% do VCT; incluir ômega 3 pela ação anti-inflamatória.

- Carboidrato: de 50% até 55% do VCT (com até 10% de carboidrato simples, pois o hipercatabolismo acarreta alteração de frequência cardíaca e respiratória, e o excesso de carboidrato aumenta o coeficiente respiratório).
- Fibras: de 20 g/dia a 25 g/dia (priorizando fibras solúveis).
- **Micronutrientes:** antioxidantes (vitamina A, C e E); vitaminas do complexo B (cofatores enzimáticos muito consumidos em caso de hipercatabolismo, pois participam ativamente do metabolismo energético); zinco, selênio e cobre (cofatores na síntese de proteínas); eletrólitos (equilíbrio feito pelo médico, controlado pelo soro).
- **Outros nutrientes:** suplemento imunomodulador (com glutamina, arginina e ômega 3 para reduzir a infecção e melhorar o sistema imune e a resposta inflamatória).

Queimados

A queimadura é uma lesão por contato com chamas ou líquidos aquecidos, corrosivos químicos, objetos quentes, corrente elétrica e radiação ou por inalação de fumaça. As grandes queimaduras são consideradas traumas graves e, dependendo do tamanho e do tipo de lesão, podem aumentar o gasto energético em até 100% da taxa metabólica basal, resultando em hipercatabolismo. Os pacientes queimados podem apresentar anorexia e têm risco de infecção, de disfagia (quando inalam fumaça) e de desenvolver um íleo paralítico. Em casos graves, necessitam de intubação e ventilação mecânica.

As queimaduras podem ser classificadas de acordo com:

- **Agente causador:** fogo, ácido, radiação solar, corrente elétrica.
- **Profundidade ou grau:** primeiro, segundo (queimadura superficial ou profunda) ou terceiro grau.

- **Extensão ou gravidade:** baixa (menos de 15% da superfície), média (entre 15% e 40%) e alta (mais de 40%).
- **Localização:** tronco, face, cabeça, pernas.
- **Evolução:** momento ou período do tratamento.

A terapia nutricional, ao mesmo tempo que é fundamental para a recuperação, é um desafio para o paciente com grandes queimaduras, pois este pode entrar em sepse, estar instável hemodinamicamente e em alto catabolismo.

Dietoterapia de queimados

O paciente deve estar estável hemodinamicamente antes de iniciar a terapia nutricional. Em grandes queimados, a via enteral deve ser a prioridade, por melhorar a resposta metabólica, no trofismo intestinal e na integridade do trato gastrointestinal (TGI), no sistema imune e na recuperação do estado nutricional.

Os objetivos da dietoterapia de queimados são:

- Evitar o hipercatabolismo.
- Promover a síntese proteica para recuperação de tecidos.
- Recuperar o sistema imune.
- Restabelecer o equilíbrio hidroeletrolítico.

Assim que o paciente puder se alimentar por via oral, a conduta pode ser assim estabelecida:

- **Via de administração:** oral (assim que o paciente puder ingerir e deglutir).
- **Consistência:** branda (para facilitar a aceitação alimentar e a digestibilidade e não exigir muito trabalho do TGI, pois há grande demanda de energia para cicatrização de tecidos; risco de hipotonia intestinal por conta da queimadura; pacientes com

queimadura de segundo e terceiro grau ou na região peitoral têm a respiração comprometida, frequência cardíaca alterada e fluxo sanguíneo intestinal alterado); geral (queimadura de primeiro e segundo grau); hipossódica (para regular a pressão arterial).

- **Fracionamento:** de seis vezes (no hospital) a oito vezes por dia (para evitar úlceras de estresse, complicações de pacientes queimados, hipercatabolismo e hipersecreção gástrica).
- **Energia:** fórmula (25 × peso) + 40 × superfície queimada; incluir suplemento oligomérico, hipercalórico, hiperproteico com triglicerídeos de cadeia média e com imunomoduladores (ômega 3, arginina, glutamina e selênio).
- **Macronutrientes:** oferecer uma boa proporção entre carboidratos e lipídios, para não utilizar a proteína como substrato energético; paciente pode ter resistência a insulina e usar o lipídio como fonte de energia.

  - Proteína: fazer o balanço nitrogenado (relação entre calorias não proteicas e gramas de nitrogênio para não utilizar proteína como fonte de energia); 1,5 g/kg a 3 g/kg com parte de glutamina (para saúde intestinal e recuperação de enterócitos, evitando infecções) e arginina (para o sistema imune e a recuperação de tecido epitelial); aumentar a síntese proteica, a cicatrização e a recuperação das queimaduras.
  - Lipídio: de 25% a 30% do VCT; incluir ômega 3 pela ação anti-inflamatória e para evitar a sepse; sistema imune comprometido; triglicerídeo de cadeia média produz mais energia rapidamente, para que o triglicerídeo de cadeia longa seja utilizado para lipogênese.
  - Carboidrato: de 50% até 55% do VCT (com até 10% de carboidrato simples, pois o hipercatabolismo tem alteração de frequência cardíaca e respiratória, e o excesso de carboidrato aumenta o coeficiente respiratório).

- **Fibras:** 20 g a 25 g (priorizar solúveis).
- **Micronutrientes:** antioxidantes (vitamina A, C e E); vitaminas do complexo B (cofatores enzimáticos muito consumidos em caso de hipercatabolismo, pois participam ativamente do metabolismo energético); zinco, selênio e cobre (cofatores na síntese de proteínas); eletrólitos (equilíbrio feito pelo médico, controlado pelo soro).
- **Outros nutrientes:** suplemento imunomodulador (com glutamina, arginina e ômega 3 para reduzir a infecção e melhorar o sistema imune, a resposta inflamatória).
- **Orientações gerais:** fracionamento para evitar úlceras de estresse; alimentos mais bem cozidos; cobrir feridas para evitar perda de líquidos.

Referências

ALPERS, Charles E. O rim. *In*: ROBBINS, Stanley Leonard; COTRAN, Ramzi S.; KUMAR, Vinay. **Patologia**: bases patológicas das doenças. Rio de Janeiro: Elsevier, 2010.

ALVARENGA, Marle *et al*. Apresentação: por que uma nutrição diferente? *In*: ALVARENGA, Marle *et al*. **Nutrição comportamental**. Barueri: Manole, 2015.

ASSOCIAÇÃO BRASILEIRA PARA O ESTUDO DA OBESIDADE E DA SÍNDROME METABÓLICA (ABESO). **Diretrizes brasileiras de obesidade**. 4. ed. São Paulo: Abeso, 2016. Disponível em: https://abeso.org.br/wp-content/uploads/2019/12/Diretrizes-Download-Diretrizes-Brasileiras-de-Obesidade-2016.pdf. Acesso em: 19 out. 2021.

AVESANI, Carla Maria; CUPPARI, Lilian. Terapia nutricional no tratamento conservador da doença renal crônica. *In*: SILVA, Sandra M. Chemin S. da; MURA, Joana D'Arc Pereira. **Tratado de alimentação, nutrição e dietoterapia**. 3. ed. São Paulo: Editora Payá, 2016. p. 937-942.

AVESANI, Carla Maria; PEREIRA, Aline Maria Luiz; CUPPARI, Lilian. Doença renal crônica. *In*: CUPPARI, Lilian (coord.). **Nutrição nas doenças crônicas não transmissíveis**. Barueri: Manole, 2009. p. 267-330.

BARROSO, Weimar Kunz Sebba *et al*. Diretrizes Brasileiras de Hipertensão Arterial – 2020. **Arquivos Brasileiros de Cardiologia**, [s. l.], v. 116, n. 3, p. 516-658, 2021. Disponível em: https://www.scielo.br/j/abc/a/Z6m5gGNQCvrW3WLV7csqbqh/?lang=pt&format=html. Acesso em: 28 set. 2021.

BAXTER, Yara Carnevalli. Terapia nutricional enteral. *In*: ROSSI, Luciana; POLTRONIERI, Fabiana. **Tratado de nutrição e dietoterapia**. Rio de Janeiro: Guanabara Koogan, 2019a. p. 921-928.

BAXTER, Yara Carnevalli. Uso da via oral como prioritária. *In*: ROSSI, Luciana; POLTRONIERI, Fabiana. **Tratado de nutrição e dietoterapia**. Rio de Janeiro: Guanabara Koogan, 2019b. p. 913-920.

BEHRSIN, Rodolfo Fred *et al*. Doença pulmonar obstrutiva crônica. *In*: ROSSI, Luciana; POLTRONIERI, Fabiana. **Tratado de nutrição e dietoterapia**. Rio de Janeiro: Guanabara Koogan, 2019. p. 710-712.

BRASIL. Conselho Federal de Medicina. **Resolução nº 2.131/2015**. Altera o anexo da Resolução CFM nº 1.942/10, publicada no D.O.U. de 12 de fevereiro de 2010, Seção I, p. 72. Brasília, DF, 2015. Disponível em: https://sistemas.cfm.org.br/normas/visualizar/resolucoes/BR/2015/2131. Acesso em: 31 out de 2021.

BRASIL. Ministério da Saúde. Secretaria de Atenção à Saúde. Departamento de Atenção Básica. **Guia alimentar para a população brasileira**. 2. ed. Brasília, DF: Ministério da Saúde, 2014. Disponível em: https://bvsms.saude.gov.br/bvs/publicacoes/guia_alimentar_populacao_brasileira_2ed.pdf. Acesso em: 15 ago. 2021.

BRICARELLO, Liliana Paula. Doenças cardiovasculares. *In*: ROSSI, Luciana; POLTRONIERI, Fabiana. **Tratado de nutrição e dietoterapia**. Rio de Janeiro: Guanabara Koogan, 2019. p. 696-709.

BRICARELLO, Liliana Paula; VASCONCELOS, Maria Izabel L. de; RODRIGUES, Thelma Fernandes Feltrin. Terapia nutricional em casos de câncer. *In*: ROSSI, Luciana; POLTRONIERI, Fabiana. **Tratado de nutrição e dietoterapia**. Rio de Janeiro: Guanabara Koogan, 2019. p. 849-872.

CALIXTO-LIMA, Larissa; REIS, Nelzir Trindade. Modificações da dieta normal para atendimento ao enfermo. *In*: CALIXTO-LIMA, Larissa; GONZALEZ, Maria Cristina. **Nutrição clínica no dia a dia**. 2. ed. Rio de Janeiro: Rubio, 2017. p. 247-258.

CARUSO, Lúcia. Distúrbios do trato digestivo. *In*: CUPPARI, Lilian. **Guia de nutrição**: clínica no adulto. 3. ed. Barueri: Manole, 2014. p. 297-321.

CARVALHO, Kênia M. B.; DUTRA, Eliane S.; ARAÚJO, Mariana S. M. Obesidade e síndrome metabólica. *In*: CUPPARI, Lilian (coord.). **Nutrição nas doenças crônicas não transmissíveis**. Barueri: Manole, 2009. p. 71-138.

CARVALHO, Luciana de *et al*. Terapia nutricional em hepatologia. *In*: SILVA, Sandra M. Chemin S. da; MURA, Joana D'Arc Pereira. **Tratado de alimentação, nutrição e dietoterapia**. 3. ed. São Paulo: Editora Payá, 2016. p. 667-675.

CARVALHO, Maria Helena Catelli de *et al*. I Diretriz Brasileira de Diagnóstico e Tratamento da Síndrome Metabólica. **Arquivos Brasileiros de Cardiologia**, [s. l.], v. 84, suplemento I, abril 2005. Disponível em: https://www.scielo.br/j/abc/a/qWzJH647dkF7H5dML8x8Nym/?lang=pt&format=pdf. Acesso em: 31 out. 2021.

CONSELHO FEDERAL DE NUTRICIONISTAS (CFN). **Recomendação nº 7, de 3 de agosto de 2016** – Cirurgia bariátrica. Brasília, DF, 206. Disponível em: https://www.cfn.org.br/wp-content/uploads/2016/12/Recomendacao-04-2016-cirurgia-bariatrica.pdf. Acesso em: 13 dez. 2022.

CORREIA, Maria I. T. Davisson. Nutrição parenteral periférica. *In*: WAITZBERG, Dan L. **Nutrição oral, enteral e parenteral na prática clínica**. 5. ed. Rio de Janeiro: Atheneu, 2017. p. 1.065-1.067.

COSTA, Rosana Perim *et al*. Doenças cardiovasculares. *In*: CUPPARI, Lilian. **Guia de nutrição**: clínica no adulto. 3. ed. Barueri: Manole, 2014. p. 385-411.

COSTA, Rosana Perim *et al*. Terapia nutricional das doenças cardiovasculares. *In*: SILVA, Sandra M. Chemin S. da; MURA, Joana D'Arc Pereira. **Tratado de alimentação, nutrição e dietoterapia**. 3. ed. São Paulo: Editora Payá, 2016. p. 829-848.

CRESCI, Gail; ESCURO, Arlene. Dietoterapia nas doenças do sistema gastrointestinal inferior. *In*: MAHAN, L. Kathleen; RAYMOND, Janice L. **Krause**: alimentos, nutrição e dietoterapia. 14. ed. Rio de Janeiro: Elsevier, 2018.

CREWS, Deidra C.; BELLO, Aminu K.; SAADI, Gamal. Editorial do Dia Mundial do Rim 2019: impacto, acesso e disparidades na doença renal. **Jornal Brasileiro de Nefrologia**, São Paulo, v. 41, n. 1, p. 1-9, 2019. Disponível em: http://www.scielo.br/scielo.php?pid=S0101-28002019005010101&script=sci_arttext&tlng=pt. Acesso em: 10 out. 2021.

CUPPARI, Lilian *et al*. Doenças renais. *In*: CUPPARI, Lilian. **Guia de nutrição**: clínica no adulto. 3. ed. Barueri: Manole, 2014. p. 251-293.

DANTAS, Emelly Naiara dos Anjos *et al*. Terapia nutricional submetida em pacientes com doença renal crônica. **International Journal of Nutrology**, [s. l.], v. 11, n. S 01, 2018. Disponível em: https://www.thieme-connect.com/products/ejournals/html/10.1055/s-0038-1674306. Acesso em: 11 out. 2021.

DIAS, Maria Carolina Gonçalves *et al*. Dietas orais hospitalares. *In*: WAITZBERG, Dan L. **Nutrição oral, enteral e parenteral na prática clínica**. 5. ed. Rio de Janeiro: Atheneu, 2017. p.779-787.

DUDRICK, Stanley J.; PALESTY, J. Alexander; PIMIENTO, José Mario. Sessenta anos de terapia nutricional: do passado ao futuro. *In*: WAITZBERG, Dan L. **Nutrição oral, enteral e parenteral na prática clínica**. 5. ed. Rio de Janeiro: Atheneu, 2017. p. 3-43.

FALUDI, André Arpad *et al*. Atualização da Diretriz Brasileira de Dislipidemias e Prevenção da Aterosclerose – 2017. **Arquivos Brasileiros de Cardiologia**, [s. l.], v. 109, n. 2, p. 1-76, 2017. Disponível em: https://www.scielo.br/j/abc/a/whBsCyzTDzGYJcsBY7YVkWn/?lang=pt. Acesso em: 27 set. 2021.

GANONG, William Francis. **Fisiologia médica**. 22. ed. Rio de Janeiro: McGraw-Hill Interamericana do Brasil, 2006.

GOMES, Anna Paula O.; BOTELHO, Patricia Borges. Síndrome metabólica. *In*: ROSSI, Luciana; POLTRONIERI, Fabiana. **Tratado de nutrição e dietoterapia**. Rio de Janeiro: Guanabara Koogan, 2019. p. 802-813.

GONÇALVES, Elsa A. Petry; CANZIANI, Maria Eugênia. Doença renal crônica. *In*: SILVA, Sandra M. Chemin S. da; MURA, Joana D'Arc Pereira. **Tratado de alimentação, nutrição e dietoterapia**. 3. ed. São Paulo: Editora Payá, 2016. p. 908-923.

HASSE, Jeanette M.; MATARESE, Laura E. Terapia nutricional para doenças hepatobiliares e pancreáticas. *In*: MAHAN, L. Kathleen; RAYMOND, Janice L. **Krause**: alimentos, nutrição e dietoterapia. 14. ed. Rio de Janeiro: Elsevier, 2018. p. 645-673.

HAMMER, Gary D.; MCPHEE, Stephen J. Introdução. *In*: HAMMER, Gary D.; MCPHEE, Stephen J. **Fisiopatologia da doença**: uma introdução à medicina clínica. 7. ed. Porto Alegre: AMGH, 2016. p. 1-2.

HOWARD, J. P. Indicações e contraindicações da nutrição enteral. *In*: SOBOTKA, Lubos (ed.). **Bases da nutrição clínica**. 3. ed. Rio de Janeiro: Rubio, 2008. p. 181-182.

INSTITUTO NACIONAL DE CÂNCER (INCA). O que é câncer? **INCA**, 2020. Disponível em: https://www.inca.gov.br/o-que-e-cancer. Acesso em: 4 out. 2021.

KHAN, Sameera H.; KARNIK, Ashok M. Dietoterapia para doença pulmonar. *In*: MAHAN, L. Kathleen; RAYMOND, Janice L. **Krause**: alimentos, nutrição e dietoterapia. 14. ed. Rio de Janeiro: Elsevier, 2018.

KLEIN, Samuel; COHN, Steven; ALPERS, David H. Trato alimentar e nutrição. *In*: SHILS, Maurice E. *et al*. **Nutrição moderna na saúde e na doença**. 2. ed. Barueri: Manole, 2009. p. 1.198-1.225.

LERARIO, Maria Cristina; VILLAÇA, Debora Strose. Doenças pulmonares. *In*: CUPPARI, Lilian. **Guia de nutrição**: clínica no adulto. 3. ed. Barueri: Manole, 2014. p. 375-382.

LEVEY, Andrew S. *et al*. National Kidney Foundation practice guidelines for chronic kidney disease: evaluation, classification, and stratification. **Annals of Internal Medicine**, [s. l.], v. 139, n. 2, p. 137-147, 2003. Disponível em: https://annals.org/aim/article-abstract/716575/national-kidney-foundation-practice-guidelines-chronic-kidney-disease-evaluation-classification. Acesso em: 9 out. 2021.

MARREIRO, Dilina do Nascimento *et al*. Diabetes melito. *In*: ROSSI, Luciana; POLTRONIERI, Fabiana. **Tratado de nutrição e dietoterapia**. Rio de Janeiro: Guanabara Koogan, 2019. p. 814-825.

MARTUCCI, Renata Brum. Câncer. *In*: CUPPARI, Lilian. **Guia de nutrição**: clínica no adulto. 3. ed. Barueri: Manole, 2014. p. 327-353.

MONTE, Julio Cesar Martins; SHIMA, Mayumi. Nutrição parenteral. *In*: CUPPARI, Lilian. **Guia de nutrição**: clínica no adulto. 3. ed. Barueri: Manole, 2014. p. 563-571.

OLIVEIRA, Ana Raquel Soares de *et al*. Obesidade. *In*: ROSSI, Luciana; POLTRONIERI, Fabiana. **Tratado de nutrição e dietoterapia**. Rio de Janeiro: Guanabara Koogan, 2019. p. 831-841.

PAOLA, Dominick P. de *et al*. Nutrição e odontologia. *In*: SHILS, Maurice E. *et al*. **Nutrição moderna na saúde e na doença**. 2. ed. Barueri: Manole, 2009. p. 1.236-1.264.

PAULA, Tatiana Pereira de *et al*. Doenças hepáticas, biliares e pancreáticas. *In*: ROSSI, Luciana; POLTRONIERI, Fabiana. **Tratado de nutrição e dietoterapia**. Rio de Janeiro: Guanabara Koogan, 2019. p. 713-732.

PERTKIEWICZ, M.; DUDRICK, S. J. Vias de administração da nutrição parenteral. *In*: SOBOTKA, Lubos (ed.). **Bases da nutrição clínica**. 3. ed. Rio de Janeiro: Rubio, 2008. p. 211-226.

PORTH, Carol Mattson. Distúrbios da função gastrointestinal. *In*: PORTH, Carol Mattson; MATFIN, Glenn. **Fisiopatologia**. v. 2. Rio de Janeiro: Guanabara Koogan, 2010a. p. 914-935.

PORTH, Carol Mattson. Insuficiência renal aguda e doença renal crônica. *In*: PORTH, Carol Mattson; MATFIN, Glenn. **Fisiopatologia**. v. 1. Rio de Janeiro: Guanabara Koogan, 2010b. p. 872-982.

RADLER, Diane Rigassio. Nutrição para a saúde oral e dental. *In*: MAHAN, L. Kathleen; ESCOTT-STUMP, Sylvia; RAYMOND, Janice L. **Krause**: alimentos, nutrição e dietoterapia. 13. ed. Rio de Janeiro: Elsevier, 2018. p. 547-560.

REZENDE, Luciana Trindade Teixeira. Diálise. *In*: SILVA, Sandra M. Chemin S. da; MURA, Joana D'Arc Pereira. **Tratado de alimentação, nutrição e dietoterapia**. 3. ed. São Paulo: Editora Payá, 2016. p. 943-959.

ROHDE, Luis Eduardo Paim *et al*. Diretriz brasileira de insuficiência cardíaca crônica e aguda. **Arquivos Brasileiros de Cardiologia**, [s. l.], v. 111, n. 3, p. 436-539, 2018. Disponível em: https://www.scielo.br/scielo.php?pid=S0066-782X2018001500436&script=sci_arttext. Acesso em: 4 out. 2021.

SANTOS, Dyaiane Marques dos *et al*. Estresse metabólico. *In*: ROSSI, Luciana; POLTRONIERI, Fabiana. **Tratado de nutrição e dietoterapia**. Rio de Janeiro: Guanabara Koogan, 2019. p. 793-801.

SÃO PAULO. Prefeitura de São Paulo. Secretaria Municipal de Saúde. **Manual de dietas hospitalares**. 4. ed. São Paulo, 2012.

SHERWOOD, Lauralee. **Fisiologia humana**: das células aos sistemas. São Paulo: Cengage Learning, 2011.

SIMON, Maria Miriam Isabel Souza dos Santos *et al*. **Manual de dietas hospitalares**. 1. ed. Rio de Janeiro: Atheneu, 2014.

SOCIEDADE BRASILEIRA DE DIABETES (SBD). **Diretrizes da Sociedade Brasileira de Diabetes 2019-2020**. São Paulo: Clannad, 2019. Disponível em: https://www.diabetes.org.br/profissionais/images/DIRETRIZES-COMPLETA-2019-2020.pdfhttps://www.diabetes.org.br/profissionais/images/DIRETRIZES-COMPLETA-2019-2020.pdf. Acesso em: 14 out. 2021.

TOIMIL, Rosana F. S. L.; VIVOLO, Sandra R. G. F.; DE CASTRO, Adriana G. Peloggia. Nutrição no diabetes mellitus. *In*: SILVA, Sandra M. Chemin S. da; MURA, Joana D'Arc

Pereira. **Tratado de alimentação, nutrição e dietoterapia**. 3. ed. São Paulo: Editora Payá, 2016. p. 685-695.

TORTORA, Gerard J. **Corpo humano**: fundamentos de anatomia e fisiologia. 8. ed. São Paulo: Artmed Editora, 2012.

VASCONCELOS, Maria Izabel Lamounier de. Nutrição enteral. *In*: CUPPARI, Lilian. **Guia de nutrição**: clínica no adulto. 3. ed. Barueri: Manole, 2014. p. 527-559.

VITOLO, Márcia Regina. Gestação. *In*: VITOLO, Márcia Regina (org.). **Nutrição**: da gestação ao envelhecimento. 2. ed. Rio de Janeiro: Rubio, 2015.

WAITZBERG, Dan L.; NOGUEIRA, Monize Aydar; ROCHA, Mariana H. Martins da. Indicação, formulação e monitoração em nutrição parenteral central e periférica. *In*: WAITZBERG, Dan L. **Nutrição oral, enteral e parenteral na prática clínica**. 5. ed. Rio de Janeiro: Atheneu, 2017. p. 1.069-1.078.

WORLD HEALTH ORGANIZATION (WHO). **Obesity**: preventing and managing the global epidemic. Report of a WHO consultation. Genebra: WHO, 2000.

WORLD HEALTH ORGANIZATION (WHO). **A healthy lifestyle**: WHO recommendations. Genebra: WHO, 2010.

WORLD HEALTH ORGANIZATION (WHO). **Cardiovascular diseases**. Genebra: WHO, 2021.

WILKENS, Katy G.; JUNEJA, Veena; SHANAMA, R. D. Terapia nutricional para distúrbios renais. *In*: MAHAN, L. Kathleen; ESCOTT-STUMP, Sylvia; RAYMOND, Janice L. **Krause**: alimentos, nutrição e dietoterapia. 13. ed. Rio de Janeiro: Elsevier, 2018. p. 799-813.

WINKLER, Marion F.; MALONE, Ainsley M. Terapia nutricional médica para estresse metabólico: sepse, trauma, queimaduras e cirurgia. *In*: MAHAN, L. Kathleen; ESCOTT-STUMP, Sylvia; RAYMOND, Janice L. **Krause**: alimentos, nutrição e dietoterapia. 13. ed. Rio de Janeiro: Elsevier, 2018. p. 884-900.

XIMENES, Helena Maria de Albuquerque. Doenças do sistema digestório. *In*: ROSSI, Luciana; POLTRONIERI, Fabiana. **Tratado de nutrição e dietoterapia**. Rio de Janeiro: Guanabara Koogan, 2019. p. 671-686.

ZORZI, Rafael. **Corpo humano**: órgãos, sistemas e funcionamento. Rio de Janeiro: Editora Senac Nacional, 2014.

capítulo 5

Serviços de alimentação e dietética

Técnica dietética

Para a técnica dietética (TD), é necessário que retomemos alguns conceitos básicos; o primeiro é referente à dieta. A palavra "dieta" é originária do grego e significa "modo de viver". Ao longo do tempo, foi ligada à restrição de calorias e nutrientes; nos dias atuais, é utilizada para nomear a alimentação equilibrada, visando atender às necessidades do indivíduo. A prescrição dietética é pautada em inúmeros fatores baseados no conhecimento de nutrientes e seus efeitos no organismo humano.

A dietética é classificada como um dos ramos da ciência da nutrição e visa estudar e empregar os princípios e os processos dos nutrientes no organismo humano, o que possibilita idealizar, concretizar e analisar dietas ajustadas aos aspectos biopsicossociais, culturais e atitudinais da alimentação de indivíduos.

Os alimentos são substâncias naturais que têm qualidades sensoriais, nutrientes variados e apelo emocional, o que auxilia no apetite humano. Os nutrientes são substâncias químicas essenciais à vida. Para a elaboração de uma dieta, deve-se organizar os alimentos com respaldo científico e levando-se em consideração a cultura e os gostos pessoais do indivíduo.

O plano dietético também pode ser chamado de cardápio, em que estão presentes a organização e a discriminação da alimentação. Tanto para a promoção da saúde quanto na prevenção de doenças, diversos fatores devem ser levados em consideração para que a dieta tenha maior adesão, como idade, sexo, renda, escolaridade, atividade física, tipo de trabalho, acesso aos alimentos e às refeições, hábitos e atitudes alimentares, estado emocional e social com relação às escolhas, frequência e local de refeições e estado nutricional.

São objetivos da TD: adequar o preparo dos alimentos da dieta às necessidades de um indivíduo ou de uma população; modificar os alimentos por meio da culinária para facilitar a digestão; preservar os nutrientes em toda a cadeia que envolve a alimentação (seleção, compra, armazenamento e consumo); prevenir a ação de fatores que venham a prejudicar a qualidade dos alimentos por meio de cuidados higiênico-sanitários; preservar, ressaltar ou modificar, com técnicas culinárias, as características sensoriais dos alimentos; gerenciar espaços físicos, utensílios e equipamentos; elaborar cardápios considerando custos e recursos humanos; e gerir e capacitar colaboradores do local.

Tipos de alimentos

Antes de definir preparações, métodos de conservação e outros termos, deve-se entender cada tipo de alimento. Quanto ao grau de processamento do alimento, segundo o *Guia alimentar para a população brasileira*, eles podem ser:

- **In natura ou minimamente processados:** o alimento *in natura* está em sua forma natural ou sem passar por processamento. Quando se vai consumi-lo, ele é higienizado e são retiradas suas partes não comestíveis. Já os alimentos minimamente processados podem passar por limpeza, pasteurização, resfriamento, secagem, congelamento, embalagem, fermentação, moagem, etc. Os alimentos *in natura* não têm adição de açúcar ou sal – processamentos mínimos que podem reduzir a velocidade de deterioração dos alimentos. Exemplos: frutas, legumes, verduras, raízes e tubérculos *in natura* ou refrigerados, congelados, embalados, etc; arroz; leguminosas.

- **Processados:** alimentos preparados na indústria com adição de sal, açúcar ou substâncias culinárias, a fim de torná-los mais palatáveis e duráveis. Exemplos: alimentos preservados em salmoura; extratos de tomate com sal e/ou açúcar; frutas cristalizadas.

- **Ultraprocessados:** produzidos pela indústria com a adição de diversos ingredientes, como sal, açúcar, óleos, gorduras, proteínas de soja, do leite e extratos de carne, além de substâncias produzidas em laboratório, a partir de alimentos *in natura* e de fontes orgânicas como petróleo e carvão. Exemplos: sorvetes; biscoitos; bolos e misturas para bolo; refrigerantes; balas; salsichas; sucos em pó; preparações congeladas e prontas para aquecimento.

O quadro 1 apresenta outras classificações dos alimentos.

Quadro 1. Tipos de alimentos

Tipos de alimentos			
Alimento funcional	Quando consumido frequentemente e em quantidade adequada, pode trazer benefícios para a saúde	Alimento convencional	Alimento oriundo de solo adubado quimicamente com o uso de agrotóxicos
Alimento enriquecido	Alimento que recebe fortificação de nutrientes, para a manutenção da saúde de uma determinada população	Alimento orgânico	Alimento oriundo de solo livre de contaminação por agrotóxicos; nesse caso, há a necessidade de certificação

(cont.)

Tipos de alimentos			
Alimento light	Alimento com redução de no mínimo 25% de algum ingrediente, como açúcar, calorias, sal, carboidrato, colesterol e gordura	Alimento transgênico	A composição do alimento é modificada por meio de mudanças em seu gene ou DNA
Alimento diet	Alimento para dieta específica, com ausência completa de determinado nutriente, como sacarose, sódio, proteínas ou colesterol	Alimento hidropônico	Produzido sem a utilização do solo, em estufas; utilizam-se produtos químicos solúveis em água

Fonte: adaptado de Zago (2020).

Preparações dos alimentos

As preparações são receitas compostas por alimentos *in natura* ou processados (ou mesmo por ultraprocessados, ainda que isso não seja recomendado), que passam pelas etapas de pré-preparo e preparo, realizadas em cozinhas domésticas, laboratórios de TD ou unidades de alimentação e nutrição (UAN). Elas podem ser classificadas em:

- **Preparação principal:** também pode ser chamada de prato principal. Em dietas onívoras, geralmente sua base são os produtos cárneos.
- **Entrada:** precede o prato principal. São exemplos sopas, molhos e saladas.
- **Aperitivo:** petiscos que precedem o prato principal. Também podem ser servidos como acompanhamentos de bebidas.

- **Lanche:** feitos a partir de diversos alimentos, que podem ou não sobrevir uma grande refeição como o almoço ou o jantar, a depender de seu valor nutricional.
- **Acompanhamento:** também conhecidos como guarnições, são servidos para complementar o prato principal. Normalmente são feitos com cereais, leguminosas, verduras ou legumes.
- **Sobremesas:** preparações doces, geralmente servidas após as grandes refeições, como almoço e jantar.
- **Bebidas:** combinações de hortaliças e frutas, podendo ser alcoólicas ou infusões.

Pré-preparo e preparo dos alimentos

Para que a alimentação seja equilibrada e agradável, é de suma importância que os alimentos sejam preparados de maneira correta, permitindo assim melhor aproveitamento, maior digestibilidade e melhora da qualidade sensorial da preparação e da biodisponibilidade dos nutrientes.

O pré-preparo é um conjunto de ações que antecedem a cocção final dos alimentos, como limpar, separar, lavar, descascar, picar e misturar. Ainda no pré-preparo, podemos classificar a etapa de divisão dos alimentos em:

- **Subdivisão simples:** cortar, picar, moer, triturar. Os alimentos são fracionados em partes, mas são mantidos os componentes do todo. Exemplo: se uma maçã é cortada em quatro pedaços, cada um terá casca, polpa, miolo e semente, representando o todo. Esses processos não mudam a composição dos alimentos, porém podem ocorrer perdas nutricionais e modificações sensoriais causadas pela oxidação.
- **Subdivisão com separação de partes:** na separação de dois líquidos, as operações são decantar e centrifugar; na separação de dois sólidos, são descascar e peneirar; na separação de um sólido e um líquido, espremer, filtrar, coar e sedimentar. Essas operações podem ser complexas e auxiliadas por aparelhos como

espremedor, centrífuga, destilador, etc. São ações mecânicas que separam determinadas partes de um alimento, alterando, portanto, sua composição e seu valor nutricional.

Nos métodos de união de alimentos, podem-se misturar ingredientes que se juntam facilmente por meio de energia mecânica, ou, no caso de ingredientes de difícil mistura, batê-los com movimentos manuais rápidos ou com batedeira, processador ou liquidificador. Na produção de massas, o ato de amassar ou sovar é empregado. Para quantidades elevadas, equipamentos mecânicos são necessários.

Agora, avançando para o preparo dos alimentos, existem vários métodos de cocção, que consistem em tratamento térmico pré-consumo. Durante esse processo, os alimentos sofrem transformações químicas, o que ocasiona mudanças em suas características sensoriais, na carga microbiana e em sua estrutura. A melhora ou a manutenção do valor nutritivo, a inativação de enzimas e fatores antinutricionais, o aumento da palatabilidade e da digestibilidade e as alterações de sabor, textura e cor também podem resultar do método de cocção. Um fato importante sobre a cocção é que, dependendo da quantidade de água utilizada e do tempo de cozimento, micronutrientes hidrossolúveis podem ser perdidos durante o processo. Dentro do processo de cocção, pode-se classificar o tipo de calor empregado como:

- **Calor úmido:** a água é utilizada para cocção, e os alimentos são hidratados através de líquido quente ou vapor. Os métodos mais utilizados são fervura em ebulição ou em fogo lento, vapor e vapor sob pressão.

- **Calor seco:** ao contrário do úmido, esse tipo de calor desidrata o alimento e pode ser realizado com ou sem gordura. Pode ser dividido em meio indireto e direto. No primeiro, utiliza-se o aquecimento do ar livre, como grelha ou espeto, e o aquecimento de ar confinado, como o forno. Ainda no meio indireto, pode-se utilizar também a gordura para frituras em imersão. Já no meio direto, prancha e chapa são empregadas.

- **Calor misto:** a cocção é feita através de dois processos, que utilizam o calor seco e o calor úmido. Primeiramente, o calor seco é utilizado para conservar os sucos do alimento e, depois, aplica-se o calor úmido, por meio de líquidos.

Indicadores no preparo dos alimentos

Conhecer o volume e a massa de alimentos é vital em várias áreas da nutrição, como na nutrição clínica, em que é essencial para estabelecer uma dieta enteral, e em uma unidade produtora de refeições, em que essas medidas ajudam no estabelecimento do tamanho de equipamentos e utensílios utilizados.

A densidade dos alimentos é importante para calcular o volume de alimentos e preparações, obtendo-se, assim, a dimensão dos utensílios e dos equipamentos utilizados na cadeia de produção de refeições. O resultado da relação entre massa em gramas e volume em mililitros é a densidade de um alimento: densidade (g/mL) = massa (g)/volume (mL).

Outro fato importante é que perdas são inevitáveis durante o preparo dos alimentos, portanto conhecer os indicadores é essencial. Para prever as perdas quando os alimentos são limpos, descascados, desossados ou cortados, utiliza-se o fator de correção (FC) ou indicador de parte comestível (IPC). Para chegar ao FC, é necessário conhecer o peso bruto (PB) e o peso líquido (PL) do alimento. O PB é o peso do alimento integral, com casca, sementes, aparas, talos e ossos. Já o PL é a parte obtida do pré-preparo dos alimentos, ou seja, já sem aparas, sementes, etc. Então o FC ou IPC é uma constante resultante da relação entre o PB e o PL do alimento, ou IPC = PB (g)/PL (g). Para avaliar o resultado, deve-se comparar com os FC constantes na literatura atual.

Estimativas equivocadas podem gerar contratempos em uma UAN, como custos elevados, desperdício de alimentos e aquisição superfaturada. Alguns fatores afetam o FC dos alimentos, como a técnica utilizada, o tipo de utensílio, o equipamento e a mão de obra no pré-preparo.

Durante o preparo, os alimentos alteram-se por meio da ação de fermentos e ácidos, da temperatura, da cocção, do descongelamento, do congelamento, etc. Portanto, outro índice importante é o indicador de conversão (IC) ou fator de cocção (FCc), uma constante que resulta da relação entre o peso do alimento processado ou pronto em gramas e o peso inicial ou líquido em gramas: IC = peso cozido (g)/PL (g). Quando o resultado for maior que 1, houve ganho na cocção, e quando for menor que 1, houve perda. As leguminosas e os cereais têm IC elevados.

Quando é feito o remolho de um alimento (principalmente leguminosas e cereais), ou seja, quando esse alimento é deixado submerso em água por um período, seu volume pode aumentar de duas a três vezes em relação ao volume inicial. Para calcular esse aumento, utiliza-se o indicador de reidratação (IR), que é uma constante resultada da relação entre o peso do alimento reidratado em gramas e o peso do alimento seco em gramas: IR = peso do alimento reidratado (g)/peso do alimento seco (g).

Para medidas exatas dos alimentos, utilizam-se instrumentos como balança, proveta, entre outros. Já para as medidas caseiras, são usados utensílios como xícaras, copos e colheres. As medidas exatas geram maior precisão e são de suma importância para o controle de qualidade e o levantamento de custos. Com as medidas caseiras, há maior facilidade e rapidez, e os utensílios utilizados são comuns e padronizados, como: colher de sopa, colher de sobremesa, colher de chá, colher de café, xícara de chá, xícara de café, copo americano e copo de requeijão.

A quantidade suficiente de alimento cru e limpo para atender a um comensal em uma refeição é chamada de *per capita* (PC); com ela, é possível estabelecer um cardápio visando atender um número determinado de comensais. A PC pode ser definida de acordo com as características do público que frequenta o local, como faixa etária, nível socioeconômico, sexo, cultura, hábitos alimentares, etc. Já a quantidade média de determinado alimento, que pode ser consumida por pessoas saudáveis, compondo uma alimentação equilibrada é chamada de porção. Ela pode ser expressa em unidades, forma de consumo ou medidas caseiras, como fatia, punhado, colher de sopa, unidade, etc.

Ficha técnica de preparação (FTP)

Um planejamento de cardápio deve atender às necessidades nutricionais de um indivíduo com alimentos submetidos a diversas técnicas de preparo, sempre respeitando os limites financeiros estipulados. A ficha técnica de preparação (FTP) é um instrumento gerencial que oferece apoio operacional, no qual se levantam os custos, o modo de preparo e o valor nutricional da refeição, sendo útil ao planejamento de um cardápio.

São itens constantes em uma FTP: o tempo total da preparação, para que se avalie sua complexidade; o *per capita*; os fatores de cocção e correção; o rendimento e o porcionamento; a composição centesimal em macro e micronutrientes; os ingredientes utilizados; os equipamentos e os utensílios empregados; e a receita completa da preparação.

Quando a FTP é empregada, obtêm-se inúmeras vantagens, como: o conhecimento de todos os ingredientes, a natureza deles e a quantidade utilizada; o controle de custos dentro da unidade, com maior controle de compras, estoque e gerenciamento; o não desperdício durante a produção dos alimentos; o auxílio no treinamento de novos funcionários; e o planejamento da operação total do restaurante. Para a padronização das receitas, as seguintes informações são necessárias:

- Fator de correção.
- Índice de conversão.
- *Per capita*.
- **Medida caseira:** nivelada, para que a quantidade de alimento seja precisa, caso a balança não esteja disponível.
- **Custo de mercado:** valor pago para a aquisição do alimento.
- **Custo da fração:** peso bruto de cada ingrediente, é utilizado o custo de mercado.
- **Cálculo dietético:** é utilizado o peso líquido do ingrediente para calcular a energia e os nutrientes.

- **Porcionamento, custo e cálculo dietético:** estabelecimento do número de porções e rendimento em gramas de peso cozido. Para obter-se o número de porções, divide-se o valor energético total (VET) da preparação pelo valor energético programado para cada porção. Quando se divide o PC pelo número de porções, obtém-se o peso da porção.

- **Modo de preparo:** descrição detalhada do preparo, utilizando-se o infinitivo impessoal.

- **Densidade energética:** VET (kcal/peso cozido em gramas, referida em kcal/g).

- **Análise sensorial:** teste utilizado e resultado.

A FTP pode ser catalogada em banco de dados para consulta e planejamento de cardápios. O quadro 2 traz um exemplo de FTP completa.

Quadro 2. Ficha técnica de nhoque de batata e espinafre

Ficha técnica de preparação											
Nome da preparação: nhoque de batata e espinafre											
Ingre-dientes	Quantidade			Custo em reais		Indicadores		Energia (kcal)	Cálculo dietético			
^	Medida caseira	Peso bruto (g)	Peso líquido (g)	Mercado	Fração	IPC	FCc	^	Carboi-drato (g)	Fibras (g)	Proteína (g)	Lipídio (g)
Batata asterix	9 unida-des	1.420	1.320	3,07 (1 kg)	4.30	1.06		875.52	194.04	15.84	24.84	0.00
Fécula de batata	4 xícaras de chá	384	384	5,29 (0,5 kg)	4.06			1394.19	319.10	22.70	26.50	1.31
Espinafre	1 maço	100	100	5,35 (300 g)	1.78			20.20	2.60	2.10	2.00	0.20
Sal	1 colher de café	5	5	1,49 (1 kg)	0.07			0.00				
Azeite	6 colheres de sopa	20	20	20,90 (500 mL)	0.93			180.00				20.00
Total			1.829	34.00	11.14			2469.91	515.74	40.64	53.34	21.51
Total da porção: 80 g					0.66			145.82	30.45	2.40	3.15	1.27

(cont.)

Modo de preparo	Equipamentos e utensílios	Foto da porção
1. Descasque as batatas e cozinhe-as em uma panela grande. 2. Amasse-as como se fosse fazer um purê e reserve. 3. Cozinhe o espinafre no vapor e deixe-o secar num pano de prato. 4. Quando o espinafre estiver bem seco, passe-o pelo processador. 5. Junte o espinafre, a batata, o sal e vá acrescentando aos poucos a fécula de batata até dar o ponto. 6. Deixe descansar por 15 minutos. 7. Faça rolinhos e abra a massa numa superfície lisa. 8. Corte os pedacinhos de nhoque e cozinhe em água bem quente. 9. Quando o nhoque "subir" na água, retire-os, misture o azeite e depois o molho de tomate.	• 1 panela grande • 1 panela para cozinhar no vapor • 1 amassador de batatas • Colheres de medida • 1 descascador de legumes • 1 faca para legumes • 2 tigelas	**Rendimento** Peso prep. total: 1.355 g Peso da porção: 80 g Rendimento da porção: 16.94

Métodos de conservação dos alimentos

Garantir a qualidade microbiológica e, consequentemente, a segurança aos comensais é de suma importância em técnica dietética, portanto estudar os métodos de conservação dos alimentos é crucial. Para tanto, é necessário conhecer os fatores que os modificam:

- **Fatores físicos:** subdivisão, união, temperatura e dissolução.
- **Fatores biológicos:** bactérias, fungos e fermentos.
- **Fatores químicos:** ação de enzimas, ácidos e álcalis, reações químicas e cocção.

Um alimento está conservado quando as condições de higiene estão adequadas e seu aspecto está inalterado. Os alimentos de origem vegetal ou animal, frescos e distantes de seu meio natural, transformam-se de maneira lenta e se degeneram em maior ou menor grau, dependendo do seu estado de conservação. Por isso, as etapas de deterioração ou amadurecimento devem ser retardadas por meio de condições controladas, como temperatura, presença ou ausência de iluminação, umidade, presença ou ausência de oxigênio e pH. No quadro 3 são demonstrados os métodos de conservação.

Quadro 3. Métodos de conservação dos alimentos de origem vegetal ou animal

Métodos de conservação dos alimentos	
Desidratação	Retira-se a água do alimento, diminuindo sua atividade até certo ponto, para não afetar o sabor e o aspecto do alimento. Esse método reduz até 80% do volume do alimento, o que pode auxiliar em seu armazenamento e transporte.
Calor	Destruição de germes e enzimas com a utilização de água em ponto de ebulição. Após a fervura, tomar cuidado com utensílios e vasilhas sujos ou mal higienizados. Quando o alimento sofre cocção, existe maior tendência para a deterioração.
Radiações ionizantes	Utilizadas como bactericidas.
Frio	Baixas temperaturas inibem crescimento microbiológico e retardam as ações das enzimas.
Alterações de pH	Por meio do acréscimo de vinagre, por exemplo.
Ambiente apropriado	Alimentos secos conservam-se adequadamente em vasilhames e locais arejados.
Vácuo	Sem a presença de oxigênio não há o desenvolvimento de germes aeróbios.
Adição de substâncias químicas	Diminuição da atividade da água no alimento, aumentando seu tempo de vida. Exemplos: sal de cozinha, sais de cobre, açúcar, salitre.

Fonte: adaptado de Ornellas (2013).

No caso de alimentos industrializados, apesar das perdas de nutrientes e da adição de componentes indesejáveis aos alimentos, como os aditivos, a indústria e a tecnologia de alimentos podem minimizar as perdas e, eventualmente, melhorar a qualidade nutricional. O quadro 4 apresenta métodos de conservação utilizados pelas indústrias de alimentos.

Quadro 4. Métodos de conservação dos alimentos de origem vegetal ou animal

Métodos de conservação dos alimentos industrializados	
Alimentos secos	Grãos, farinhas e derivados, cereais e açúcares com maior durabilidade, em embalagens apropriadas.
Alimentos perecíveis	Conservação depende da refrigeração no transporte e dos equipamentos nos pontos de venda.
Alimentos de conveniência	Alimentos práticos, com algum tipo de processamento. Exemplos: massas congeladas, alimentos semicozidos.
Alimentos enriquecidos	Alimentos que recebem fortificação em nutrientes durante seu processamento na indústria.
Alimentos liofilizados	Por meio da desidratação em alto vácuo, os alimentos congelados são convertidos em substâncias secas, permitindo maior durabilidade.
Alimentos supergelados	Promove uma maior preservação dos alimentos.

Fonte: adaptado de Ornellas (2013).

Higiene e segurança dos alimentos

O modo de vida moderno e a tecnologia avançada na área da qualidade culminaram em alterações na produção, na elaboração e na proporção da qualidade dos alimentos. A qualidade nesse caso se refere às propriedades e à aprovação de um produto conforme requisitos específicos, e pode ser avaliada pelo teor nutricional e as características sensoriais, como cor, tamanho, sabor e textura. O estado higiênico-sanitário dos alimentos também é englobado na qualidade e caracteriza-se pelo grau de contaminação física, química ou microbiológica. Além disso, ele demonstra se o alimento está adequado para o consumo, em concordância com a legislação vigente.

Atualmente, o conceito de segurança dos alimentos passou a ser difundido mundialmente, visando garantir que o alimento não venha a causar danos à saúde do comensal. Um controle efetivo dos processos da produção e do manuseio dos alimentos, em toda sua cadeia de produção, reduz significativamente os riscos que os contaminantes representam à saúde. Os contaminantes representam agentes estranhos, não intrínsecos aos alimentos, que tenham origem biológica, química ou física e que venham a comprometer a segurança e a qualidade.

Perigo é tudo o que possa comprometer a saúde de um indivíduo. No âmbito da alimentação, os perigos físicos podem ser: espinhas e fragmentos de ossos ou pedaços de madeira, metal, vidro e plástico desprendidos de embalagens, utensílios e equipamentos. Já os perigos químicos são: produtos agrícolas usados na produção de alimentos, como inseticidas, resquícios de produtos químicos utilizados nas higienizações, drogas veterinárias, antibióticos, aditivos alimentares tóxicos, metais pesados e toxinas de micro-organismos. Perigos biológicos, por fim, são organismos vivos com potencial de causar doenças (patógenos), como vírus, bactérias, fungos e parasitas. Para assegurar a inocuidade na cadeira produtiva de um alimento ou de uma refeição, a prevenção, a eliminação ou a redução dos níveis dos agentes de perigo devem ser prioridade. Existe um limite aceitável para que os agentes de perigo não sejam considerados tóxicos à saúde.

A ingestão de alimentos impróprios ocasiona as doenças transmitidas por alimentos (DTAs), portanto a segurança de alimentos é primordial para proteger a saúde do consumidor. Mundialmente, as DTAs expressam um dos maiores problemas de saúde pública, repercutindo negativamente na economia dos países; assim, a segurança dos alimentos está em constante evolução. Ao longo do tempo, foram adotados sistemas e ferramentas a fim de diminuir os riscos, como as boas práticas (BP) – entre elas as boas práticas de fabricação (BPF), de produção (BPP) e de higiene (BPH) –, os procedimentos operacionais padronizados (POPs), os procedimentos-padrão de higiene operacional (PPHOs) e o sistema de análise de perigos e pontos críticos de controle (APPCC). Indispensavelmente, todos esses sistemas e procedimentos devem ser utilizados no ramo alimentício, como indústrias, distribuidoras ou serviços de alimentação.

As BP definem-se como um grupo de procedimentos indispensáveis para a qualidade higiênico-sanitária de alimentos produzidos ou comercializados. Esses procedimentos englobam uma gama de ações que envolvem: qualidade da água; controle de praga e resíduos; critérios de controle de contaminantes no preparo e/ou na comercialização dos alimentos; infraestrutura; higiene e saúde dos manipuladores; e fluxo de operações. O manual de BPP é utilizado em qualquer estabelecimento que manipula alimentos e estabelece procedimentos para a aplicabilidade nos processos de manipulação, determinando normas para a produção e garantindo qualidade higiênico-sanitária para obter um alimento seguro aos comensais. Para a produção de um manual de BPP, devem ser consideradas as peculiaridades do local, como: clientela, quantidade de refeições diárias, quadro técnico, tipo de serviço, produção e distribuição. Deve-se considerar todas as operações relacionadas à manipulação de alimentos.

Os POPs descrevem procedimentos objetivamente, estabelecendo sequências de operações na produção, no transporte e no armazenamento de alimentos. Já o sistema APPCC é uma ferramenta fundamental na gestão de perigos, que visa prevenir e garantir a correção de erros nos processos antes que os alimentos sejam disponibilizados para consumo. Esse sistema alerta sobre perigos em toda a cadeia de produção de um alimento, visando qualidade, higiene e segurança. A adoção das BPF em conjunto com os POPs/PPHOs e o sistema APPCC garante a segurança dos alimentos. As BPF e os POPs/PPHOs controlam as contaminações e mantêm o ambiente em condições sanitárias adequadas, portanto são pré-requisitos para produzir alimentos seguros. Já o APPCC modera os possíveis perigos específicos de cada processo de produção de alimentos.

Desde a década de 1990, o APPCC e as BPF fazem parte da legislação de diversos países, inclusive do Brasil. O órgão que monitora o cumprimento das normas de alimentação é a Agência Nacional de Vigilância Sanitária (Anvisa), que realiza muitas ações de fiscalização nos estabelecimentos que manipulam alimentos, entre as quais estão: fiscalizar a integridade e a adequação de embalagens dos produtos, a qualidade e o prazo de validade dos produtos no estoque, as condições de higiene e saúde do pessoal, etc. O quadro 5 apresenta a legislação no ramo de produção e comércio de alimentos.

Quadro 5. Legislação atual no ramo de produção e comércio de alimentos

Legislação	Atuação	Objetivo
RDC nº 326	Âmbito federal	Estabelecer requisitos essenciais de higiene e de BPF para alimentos produzidos/fabricados para o consumo humano.
RDC nº 275	Âmbito federal	Definir POPs que garantam condições higiênico-sanitárias indispensáveis ao processamento ou à industrialização de alimentos, visando complementar as BPF.
RDC nº 216	Âmbito federal	Determinar procedimentos de BP para serviços de alimentação, garantindo as condições higiênico-sanitárias do alimento preparado.
CVS nº 5/2013	Âmbito estadual	Artigo 5º: Estabelecer as exigências primordiais de BP e de POPs para os estabelecimentos comerciais de alimentos e para os serviços de alimentação, visando garantir as condições higiênico-sanitárias dos alimentos. Artigo 6º: abrange estabelecimentos comerciais de alimentos e serviços de alimentação.
Portaria nº 2.619/11	Âmbito municipal	Artigo 1º: Aprovar o regulamento de BP e de controle de condições técnicas e sanitárias de quaisquer atividades que tenham relação com: produção; exportação; importação; extração; distribuição; manipulação; embalagem e reembalagem; transporte; beneficiamento; acondicionamento; armazenamento; fracionamento; comercialização e uso de alimentos, incluindo águas minerais, águas de fontes e bebidas; aditivos.

Serviços de alimentação

Unidade de alimentação e nutrição

No mercado da alimentação, o restaurante de coletividade é denominado unidade de alimentação e nutrição (UAN), serviço organizado que envolve uma sequência de ações para oferecer refeições balanceadas incluídas nos padrões dietéticos e higiênicos. A UAN, além de preparar e oferecer refeições equilibradas nutricionalmente e seguras no âmbito higiênico-sanitário, deve garantir a satisfação do cliente com o serviço prestado.

O Conselho Federal de Nutricionistas (CFN) descreve como UAN:

> Unidade gerencial do serviço de nutrição e dietética onde são desenvolvidas todas as atividades técnico-administrativas necessárias para a produção de alimentos e refeições, até a sua distribuição para coletividades sadias e enfermas, além da atenção nutricional a pacientes na internação e em ambulatórios. (CFN, 2005)

As UANs podem ser classificadas em: institucionais, localizadas em empresas, creches, instituições de longa permanência, escolas, entre outras; e comerciais, localizadas em restaurantes, hotéis, comissariados ou *caterings*. Podem, ainda, estar em hospitais ou estabelecimentos de saúde.

O cliente de uma UAN é diferente de um consumidor que compra um produto qualquer que pode ser devolvido ou experimentado antes da compra. É necessário, portanto, verificar suas preferências, manter um alto padrão de qualidade e, de maneira geral, corresponder às suas expectativas. Diante das últimas pesquisas da Federação das Indústrias de São Paulo que mostram uma população consumindo produtos mais caros, mas comendo menos (FIESP, 2017), surge a necessidade de a UAN se modernizar, diversificar a oferta de produtos e satisfazer o cliente das mais variadas formas, principalmente com públicos distintos.

Quando se fala em qualidade total, é fundamental satisfazer os clientes tanto de maneira tangível – ou seja, com uma boa apresentação dos alimentos, do cardápio, uma boa aparência do restaurante e dos aspectos físicos do serviço –, quanto de modo intangível – que se atribui aos aspectos subjetivos, como expectativas, desejos, percepções, características sensoriais dos alimentos, entre outros.

Administração de uma UAN

As unidades de alimentação e nutrição podem ser gerenciadas de duas diferentes maneiras:

- **Autogestão:** a empresa administra sua própria UAN, assumindo a responsabilidade técnica e produzindo as refeições para seus funcionários.
- **Terceirizada:** por meio de concessão, a empresa fecha um contrato com uma empresa especializada em administração de restaurantes. As refeições podem ser oferecidas por meio de convênios com restaurantes comerciais. Também podem ser refeições transportadas, em que a contratante fornece o local para a distribuição e a concessionária fornece a refeição, ou por comodato, quando a contratada faz uso das instalações da contratante.

No gerenciamento terceirizado, o contrato pode ser por preço fixo, por taxa de administração de serviço ou por um sistema misto. O sistema de distribuição de refeições pode ser centralizado, que significa que as refeições são produzidas e distribuídas no mesmo local, ou pode ser descentralizado, em que as refeições são preparadas em uma cozinha central e distribuídas.

A administração de uma UAN deve ser incumbida ao nutricionista, profissional mais capacitado para essa função. Segundo a Resolução nº

380/2005 do CFN, compete ao nutricionista: "planejar, organizar, dirigir, supervisionar, avaliar os serviços de alimentação e nutrição" (CFN, 2005).

Dentro de uma UAN, o técnico em nutrição e dietética está subordinado ao nutricionista e poderá exercer atividades colaborativas e de coparticipação, como: elaborar orçamentos de eventos/serviços especiais; capacitar tecnicamente seus subordinados; elaborar requisição diária; auxiliar na elaboração de cardápios e nos pedidos de gêneros, uniformes e utensílios; degustar e aprovar as preparações; coletar amostras; supervisionar a higiene dos funcionários, do ambiente, dos utensílios e dos gêneros; entre outras atividades.

Política de compras

O setor de compras é responsável pela manutenção do estoque, garantindo a quantidade e a qualidade necessárias de insumos que serão utilizados para a produção das refeições, pelo menor preço possível. Para que a compra seja efetivada, é necessário o desenvolvimento de atividades técnicas, como: especificação da matéria-prima; análise de fluxo dos estoques; qualificação de fornecedores; e atividades operacionais de movimentação de entrada e saída de insumos.

A previsão de compras é o processo anterior à solicitação de compras e depende de alguns fatores, como: cardápio planejado; tipo de estabelecimento; estilo da operação e do sistema de serviço; ocasião para a qual o item é necessário; disponibilidade financeira e política de suprimento da organização; disponibilidade, oportunidade e tendência do preço e do suprimento; *per capita* bruto dos alimentos; número estimado de refeições; frequência de utilização dos gêneros no período da previsão; espaço de armazenamento disponível; quantidade existente no estoque; características da matéria-prima e sazonalidade.

Cardápio

Um cardápio bem elaborado, com uma correta intervenção alimentar, faz-se necessário em uma UAN institucional, partindo-se do princípio de que pode impactar diretamente a saúde dos comensais, além de servir de exemplo para a criação de hábitos saudáveis, uma vez que a refeição ofertada no trabalho é a principal do dia para muitos funcionários ou atendidos.

Assim, o planejamento do cardápio de uma UAN deve considerar diversos fatores, como exigências nutricionais, satisfação dos clientes, orçamento e modificação dos hábitos alimentares, visando à promoção da saúde. Principalmente, deve levar em conta os aspectos sensoriais das refeições, como cores, sabores e texturas, além do tipo de alimento, a combinação entre eles no cardápio e as técnicas de cocção e processamento.

Na elaboração de cardápios, três requisitos são primordiais: composição ideal de cada refeição, seleção apropriada dos alimentos e melhor forma de prepará-los. Os cardápios devem ser adequados às necessidades nutricionais da clientela, levando em conta razões como: faixa etária, profissão, clima, hábitos regionais, condição de saúde e preferências alimentares. Outro ponto importante a ser considerado na elaboração de cardápios é a estrutura física do local, o tipo de serviço, o número de refeições, os equipamentos, a mão de obra e o horário de atendimento.

Os cardápios geralmente são classificados em básico, intermediário e superior. Em unidades hospitalares, instituições de longa permanência e serviços de saúde, deve-se seguir o padrão de dietas. A elaboração dos cardápios está diretamente ligada ao resultado financeiro da UAN, à fidelização e à satisfação da clientela, e é um poderoso instrumento de marketing.

Gastronomia nos serviços de alimentação

O ser humano tem uma relação com a alimentação baseada não somente na fome, mas também na obtenção de prazer. Esse prazer em comer é estudado por uma ciência ancestral, a gastronomia. O termo é proveniente das palavras *gastros* (estômago) e *nomia* (lei ou conhecimento), englobando a alimentação de maneira geral. Com base nessa ciência, em conjunto com a técnica dietética, vista anteriormente, são utilizados diversos métodos para beneficiar o sabor, o odor e a textura de alimentos, o que pode tornar a refeição uma experiência única e prazerosa.

Os chefes de cozinha, por meio do estudo de técnicas de preparo das mais antigas até as modernas, têm como objetivo entregar pratos saborosos, porém nem sempre levam em consideração o teor nutricional. Já o nutricionista visa promover a saúde de indivíduos por meio de uma alimentação equilibrada, mas nem sempre conhece profundamente as técnicas refinadas da gastronomia. Portanto, as duas profissões se completam, unindo os conhecimentos técnicos do nutricionista e os gastronômicos do chefe, e levando a gastronomia saudável aos comensais. Antes, tinha-se a imagem de que a alimentação saudável era equivalente a comida isenta de sabor, mas a gastronomia saudável melhora as características sensoriais dos alimentos, com novas receitas ou renovações de receitas antigas.

Portanto, a saúde e a alimentação se ligam intimamente, e, de tempos remotos até os dias atuais, essa ligação é considerada terapêutica. A aliança entre a gastronomia e a nutrição pode beneficiar cozinhas escolares, hospitalares e de restaurantes, bem como cursos de gastronomia. Nesse contexto, muitos chefes de cozinha trabalham com nutricionistas no desenvolvimento de cardápios que visam não só a saúde, mas também o sabor.

Além das técnicas dietéticas usadas também em âmbito gastronômico, como tipos de cortes, cocção e preparação, uma das técnicas gastronômicas amplamente utilizadas para aromatizar e dar sabor aos alimentos é o uso de temperos. A utilização de especiarias, além de temperar, pode trazer benefícios para a saúde dos comensais. As especiarias mais comuns são: orégano, louro, salsa, coentro, sálvia, manjericão, pimentas, alecrim, açafrão-da-terra, canela, hortelã, cravo-da-índia, anis-estrelado, noz-moscada, mostarda, cominho, cardamomo, páprica, erva-doce, curry e gengibre.

Referências

ABREU, Edeli Simioni de; SPINELLI, Mônica Glória Neumann; PINTO, Ana Maria de Souza. **Gestão de unidades de alimentação e nutrição**: um modo de fazer. 5. ed. São Paulo: Metha, 2013.

AGÊNCIA NACIONAL DE VIGILÂNCIA SANITÁRIA (ANVISA). **Guia de boas práticas nutricionais**: restaurantes coletivos. Brasília, DF: Anvisa, 2014.

AKUTSU, Rita de Cassia *et al*. A ficha técnica de preparação como instrumento de qualidade na produção de refeições. **Revista de Nutrição**, Campinas, v. 18, n. 2, p. 277-279, mar./abr. 2005.

ARAÚJO, Wilma M. C. *et al*. **Alquimia dos alimentos**. Brasília, DF: Editora Senac Distrito Federal, 2007.

ASSIS, Luana de. **Alimentos seguros**: ferramentas para gestão e controle da produção e distribuição. 2. ed. São Paulo: Editora Senac São Paulo, 2018.

BALCHIUNAS, Denise. **Gestão de UAN**: um resgate do binômio – alimentação e nutrição. São Paulo: Roca, 2014.

BRASIL. Ministério da Saúde. Secretaria de Atenção à Saúde. Departamento de Atenção Básica. **Guia alimentar para a população brasileira**. 2. ed. Brasília, DF: Ministério da Saúde, 2014. Disponível em: https://bvsms.saude.gov.br/bvs/publicacoes/guia_alimentar_populacao_brasileira_2ed.pdf. Acesso em: 15 ago. 2021.

CASTRO, Inês Rugani Ribeiro de *et al*. A culinária na promoção da alimentação saudável: delineamento e experimentação de método educativo dirigido a adolescentes e a profissionais das redes de saúde e de educação. **Revista de Nutrição**, Campinas, v. 20, n. 6, p. 571-588, nov./dez. 2007. Disponível em: https://www.scielo.br/j/rn/a/9qkCx4C5PXYvYm4prqTSYXL/abstract/?lang=pt. Acesso em: 20 dez. 2021.

CONSELHO FEDERAL DE NUTRICIONISTAS (CFN). **Resolução CFN nº 380, de 28 de dezembro de 2005**. Dispõe sobre a definição das áreas de atuação do nutricionista e suas atribuições, estabelece parâmetros numéricos de referência, por área de atuação, e dá outras providências. Brasília, DF, 2005.

FEDERAÇÃO DAS INDÚSTRIAS DO ESTADO DE SÃO PAULO (FIESP). **A mesa dos brasileiros**: transformações, confirmações e contradições [relatório]. São Paulo: Fiesp, 2017. Disponível em: http://hotsite.fiesp.com.br/amesadosbrasileiros/amesadosbrasileiros.pdf. Acesso em: 6 abr. 2023.

FOOD AND AGRICULTURE ORGANIZATION OF THE UNITED NATIONS (FAO); WORLD HEALTH ORGANIZATION (WHO). **Codex Alimentarius**: food hygiene basic texts. 2. ed. Rome: FAO; WHO, 2001.

GERMANO, Pedro Manuel Leal; GERMANO, Maria Izabel Simões. **Higiene e vigilância sanitária de alimentos**. 5. ed. São Paulo: Manole, 2015.

GERMANO, Pedro Manuel Leal; GERMANO, Maria Izabel Simões (org.). **Sistema de gestão**: qualidade e segurança dos alimentos. Barueri: Manole, 2013.

KNIGHT, John Barton. **Gestão, planejamento e operação de restaurantes**. São Paulo: Roca, 2005.

MARTINS, Beatriz Tenuta; BASÍLIO, Marcia Cristina; SILVA, Marco Aurélio. **Nutrição aplicada e alimentação saudável**. 2. ed. São Paulo: Editora Senac São Paulo, 2016.

MEZOMO, Iracema de Barros. **Os serviços de alimentação**: planejamento e administração. 6. ed. Barueri: Manole, 2015.

ORNELLAS, Lieselotte Hoeschl. **Técnica dietética, seleção e preparo dos alimentos**. 8. ed. São Paulo: Atheneu, 2013.

PEREIRA, Janaina. Gastronomia e nutrição no mesmo prato. **Janaina Pereira** [website], 17 jan. 2011. Disponível em: https://janapereira.wordpress.com/2011/01/17/gastronomia-e-nutricao-no-mesmo-prato/. Acesso em: 20 dez. 2021.

PHILIPPI, Sonia Tucunduva. **Nutrição e técnica dietética**. 2. ed. Barueri: Manole, 2014.

QUARESMA, Laura Sampaio. **Alimentação e nutrição**: cozinha saudável, cardápio equilibrado, alimentos seguros. Rio de Janeiro: Editora Senac Nacional, 2012.

RODRIGUES, Viviane Belini. **Técnica dietética I**. São Paulo: Pearson Education do Brasil, 2015.

TEICHMANN, Ione Mendes. **Cardápios**: técnicas e criatividade. 7. ed. Caxias do Sul: EDUCS, 2009.

TEIXEIRA, Suzana *et al*. **Administração aplicada às Unidades de Alimentação e Nutrição**. São Paulo: Atheneu, 2007.

ZAGO, Renata Carolyne Chavoni. **Técnica dietética e gastronomia aplicada à estética**. Curitiba: Contentus, 2020.

capítulo 6

Indústria de alimentos

Introdução sobre a indústria de alimentos

A indústria de alimentos tem como objetivo transformar matérias-primas alimentares, por meio de processos físicos, químicos e biológicos, em produtos adequados ao consumo. O mercado de alimentos industrializados está em franco crescimento por causa do aumento da população, das necessidades do mundo moderno e da globalização. Existe uma demanda exponencial por produtos com maior durabilidade (vida de prateleira) e qualidade nutricional.

Uma das vantagens que a indústria alimentícia traz é a segurança dos alimentos, ou seja, uma proteção ao consumidor em relação às condições higiênico-sanitárias com as quais os alimentos são produzidos, o que às vezes não se consegue com um alimento *in natura*. Além da segurança microbiológica, a indústria tem desenvolvido diversas tecnologias para produção, conservação e preservação das características nutricionais e sensoriais dos alimentos.

A indústria, com toda a tecnologia, aumentou a praticidade, diminuiu o tempo de preparo e aprimorou produtos de qualidade, mas, ao mesmo tempo, vem desenvolvendo uma maior quantidade de alimentos já prontos para o consumo e com valor nutricional muitas vezes questionável. A falta de tempo para realizar refeições aumenta a busca por alimentos como os ultraprocessados e o *fast-food*. Esses alimentos são desenvolvidos para que possam ser consumidos em qualquer local e sem a necessidade de uma mesa posta, com talheres e pratos, fazendo com que as pessoas comam sem prestar atenção e terminem ingerindo mais calorias do que realmente necessitam.

Em virtude dos questionamentos sobre os produtos processados, a indústria alimentícia já começou a investir no desenvolvimento e na qualidade nutricional dos alimentos. Desde 2007, a Associação Brasileira das Indústrias de Alimentação (Abia) e o Ministério da Saúde firmaram uma parceria para retirar 309 mil toneladas de gordura trans dos alimentos processados e eliminar 15 mil toneladas de sódio; existe, ainda, um acordo vigente para a redução de açúcar (ABIA, 2017). Nos últimos 10 anos, por causa de mudanças na legislação e na rotulagem, os fabricantes estão buscando desenvolver produtos com maior qualidade.

A Abia classifica a indústria de alimentos por setores: derivados de carne; beneficiamento de café, chá e cereais; açúcares; laticínios; óleos e gorduras; derivados de trigo; derivados de frutas e vegetais; diversos (salgadinhos, sorvetes, temperos e levedura); chocolate, cacau e balas; desidratados e supergelados (pratos prontos congelados, vegetais supergelados); e conservas de pescados.

Tecnologia de alimentos

A tecnologia de alimentos (TA) é o segmento que estuda, melhora, aproveita e transforma a matéria-prima em produtos alimentícios. A TA trabalha em manipulação, elaboração, preservação, armazenamento e comercialização de alimentos. As perdas nutricionais durante o processo de processamento têm sido reduzidas pelo uso de técnicas otimizadas.

A Sociedade Brasileira de Ciência e Tecnologia de Alimentos (SBCTA) estabelece TA como "a aplicação de métodos e de técnicas para a produção, armazenamento, processamento, embalagem, transporte, distribuição, comercialização e utilização dos alimentos" (FREIRIA, 2017, p. 10). A TA participa de todas as etapas da produção de alimentos, proporcionando:

- Aumento do tempo de vida útil, ou tempo de prateleira.
- Melhoria da conservação e das qualidades sensoriais (sabor, aroma e consistência).
- Preservação dos valores nutricionais.
- Produção de produtos fora da época de safra, de regiões distantes e especializados (uso em dietoterapia).
- Elaboração de produtos obtidos por fermentação controlada.
- Modificação do alimento por adição ou supressão de nutrientes.
- Diminuição do tempo de preparação dos produtos.
- Fabricação de produtos coadjuvantes, utilizados como integrantes das preparações culinárias.
- Acondicionamento em embalagens adequadas para cada tipo de alimento.
- Utilização dos resíduos de valor econômico para reaproveitamento em produtos.
- Produção de alimentos com custo acessível.

Sendo assim, são objetivos da TA: assegurar o abastecimento, oferecer variedade de produtos para pessoas com necessidades especiais e reaproveitar ao máximo todos os recursos para a produção de alimentos.

Diferentes setores da ciência fazem parte da TA: engenharia de alimentos, ciência da nutrição e ciências biológicas, físicas e químicas. Existem cursos de formação de tecnólogos de alimentos, além dos cursos de pós-graduação.

Desenvolvimento de produtos alimentícios

O desenvolvimento de um novo produto normalmente se inicia com uma pesquisa de mercado. É uma etapa muito importante, pois envolve descobrir se há demanda para o produto e se o mercado está em crescimento, estabilizado ou em queda. Na pesquisa de mercado ainda se verificam concorrentes, preços praticados, pontos de venda e público-alvo, e identificam-se quais as possíveis vantagens do novo produto em relação aos demais.

Uma vez definida a relevância do produto, é necessário estabelecer seus objetivos de desenvolvimento. Se o produto é novo, por exemplo, muitas vezes é necessário providenciar novos equipamentos, elaborar rótulos e materiais de marketing, além de pesquisas de produto. Se é um produto de reposição, são alterados os rótulos ou criadas embalagens novas. Também é fundamental estabelecer os objetivos nutricionais do produto, em virtude de um mercado cada vez mais exigente com a qualidade nutricional dos alimentos e as necessidades de grupos específicos.

Depois de definidos os objetivos de desenvolvimento e nutricionais, inicia-se o desenvolvimento do produto. São determinados os ingredientes e aplicadas a tecnologia dos alimentos e as técnicas dietéticas nas etapas de produção. Os testes práticos dentro da cozinha experimental e a análise sensorial são realizados, e são produzidos os rótulos, as fichas técnicas e a embalagem. Por fim, são estabelecidos a marca, bem mais valioso de uma empresa, e um plano de marketing, com estratégias, preço, análise do mercado e pontos de venda.

Etapas da produção

O processo de desenvolvimento de produtos se inicia com a matéria--prima, que é o começo das operações. Na sequência, diversos processos tecnológicos são desenvolvidos nas etapas de produção, até a finalização do produto. A produção de alimentos, tanto *in natura* como industrializados, necessita de um controle rigoroso para que os produtos possam ser consumidos com segurança e exerçam a função para a qual foram designados.

Os alimentos naturais normalmente são as matérias-primas, e os alimentos industrializados são o resultado do tratamento físico e/ou químico de uma matéria-prima, que alteram ou não sua composição e suas características. Os produtos podem ser classificados de acordo com o tipo de alteração:

- Produtos sem modificação.
- Produtos com pequena modificação: as alterações são pequenas e de ordem física (sem modificações químicas). Exemplos: alimentos concentrados, secos, desidratados, resfriados e congelados.
- Produtos com grande modificação: as alterações são grandes (físicas, químicas e estruturais), modificando as características das matérias-primas. Exemplos: alimentos pasteurizados, submetidos a esterilização comercial, salgados e defumados.

O processamento de produtos alimentícios tem quatro fases principais:

1. **Beneficiamento:** limpeza da matéria-prima, higienização e separação de partes não comestíveis.
2. **Elaboração:** processos físicos (moagem, trituração, prensagem e aplicação de calor), químicos (extração por solvente, acidificação, emprego de aditivos, salga), físico-químicos (refinação, hidrolização, dissolução, emulsificação, caramelização, cristalização) e biológicos (fermentação, maturação).
3. **Preservação e conservação:** eliminação de bactérias patogênicas e enzimas que alteram as condições do produto, aumentando sua vida útil.
4. **Armazenamento:** aumentar a preservação evitando a deterioração.

Cozinha experimental

A cozinha experimental ou laboratório é uma área importante da indústria de alimentos, pois, além de participar da produção no desenvolvimento de produtos, colabora com o serviço de atendimento ao consumidor, o marketing, as vendas e a logística. A cozinha experimental também pode estar presente em escolas, universidades, empresas de assessoria de alimentos e indústrias de equipamentos e utensílios para cozinha.

A estrutura geralmente é semelhante à da cozinha doméstica, mas com equipamentos de uma cozinha industrial. A cozinha experimental também pode ter um espaço para demonstração, degustações e análise sensorial. A equipe de trabalho é composta por nutricionistas, técnicos em nutrição, culinaristas, cozinheiros, chefes de cozinha e ajudantes.

As principais atividades desenvolvidas na cozinha industrial são:

- Desenvolver novos produtos alimentícios.
- Testar produtos e compará-los com os de outras marcas.
- Criar e testar receitas para livros, catálogos e embalagens.
- Fazer análise sensorial.
- Realizar degustação de produtos.
- Avaliar embalagens e rótulos.
- Preparar produtos para demonstração e pontos de venda.
- Atender clientes internos e externos.
- Treinar equipes de vendas, marketing e operacional.
- Desenvolver aulas e cursos de culinária.
- Participar de eventos relacionados a alimentação e gastronomia.

Análise sensorial de alimentos e bebidas

Quando se avaliam as características de produtos alimentícios, é fundamental analisar, além da segurança microbiológica, a qualidade nutricional e sensorial. Em relação a escolha e consumo, um dos fatores mais relevantes diz respeito à qualidade sensorial, ou seja, o aspecto do produto, seu sabor e sua textura.

A análise sensorial (AS) é uma ciência e uma ferramenta analítica, que tem origem na palavra *sensus*, que quer dizer sentido. A AS é a inter-relação entre alimento e indivíduo, e não um atributo exclusivo do produto ou do alimento. Ela mensura a resposta dos consumidores aos produtos pela maneira como eles são diferenciados pelos sentidos, sendo utilizada para:

- Verificar preferências e aceitação dos consumidores.
- Analisar a melhor amostra ou processo.
- Avaliar a qualidade de um produto ou processo.
- Criar e desenvolver novos produtos.
- Analisar a seleção de matéria-prima e armazenamento.

Para a indústria de alimentos, é importante fazer a AS, pois com essa ferramenta é possível avaliar como as propriedades físicas impactam as características sensoriais dos produtos e como elas sensibilizam a intenção de compra e as preferências do consumidor.

Existem dois métodos de análise sensorial: o analítico, que usa um teste discriminatório e faz uma análise descritiva identificando semelhanças e diferenças no produto, e o método afetivo, que consegue mensurar as preferências, a aceitação, os benefícios, etc. São exemplos de métodos sensoriais:

- **Teste triangular:** são servidas duas amostras iguais e uma diferente. Esse tipo de teste avalia pequenas diferenças entre as amostras.

- **Teste duo-trio:** são servidas uma amostra-padrão e duas codificadas. O provador deve identificar qual das codificadas é igual à padrão.

- **Teste de preferência:** o provador escolhe o melhor produto de acordo com sua própria opinião.

- **Teste de aceitação:** por meio de uma escala hedônica, que vai desde "desgostei muitíssimo" até "gostei muitíssimo", ou até mesmo por meio de uma escala com "caretas", que vai de triste a feliz, o provador deixa seu parecer sobre o produto.

As instalações são muito importantes para o sucesso do teste; as cabines devem ser individuais e de cor neutra. Além disso, os provadores não podem estar gripados, nem podem ter participado do desenvolvimento do produto ou ter aversão a ele. Outro ponto fundamental é que não se deve fumar uma hora antes do teste, e as refeições devem ser feitas duas horas antes ou depois dele.

Marketing na indústria de alimentos

Como os alimentos produzidos na indústria de alimentos são distintos e incluem uma variedade que abarca alimentos perecíveis, enlatados, congelados, processados, água potável e até bebidas alcoólicas, as atividades de marketing nesse segmento são diversas.

O marketing pode ser definido como o valor que as empresas fornecem aos consumidores e o relacionamento estabelecido entre eles. Como consequência disso, o consumidor tem suas necessidades atendidas e a empresa obtém valor financeiro. São etapas do processo de marketing:

- Compreender o mercado e as necessidades dos clientes.
- Planejar a estratégia de marketing para os consumidores.
- Desenvolver um programa.
- Construir relacionamento entre empresa e cliente.
- Obter valor financeiro.

Entender o mercado consumidor é a primeira e uma das mais importantes etapas do marketing de uma empresa de alimentos. Os consumidores são influenciados diretamente por aspectos sociais (família, amigos, *status*, condição financeira), culturais, pessoais (idade, profissão, personalidade, estilo de vida) e psicológicos (crenças, motivações) que repercutem diretamente no processo de decisão de compra.

Para estabelecer um plano de marketing dentro de uma empresa de alimentos, é importante o alinhamento e o gerenciamento das áreas internas e dos parceiros externos. Em relação às áreas internas, é necessária a coordenação entre direção, finanças, pesquisa e desenvolvimento (P&D), compras, operações, logística, contabilidade e a própria área de marketing. Os parceiros externos incluem fornecedores, revendedores, distribuidores, prestadores de serviço e intermediários financeiros. Também são atividades de marketing conhecer os concorrentes, entendendo qual o trabalho desenvolvido por empresas que produzem bens para o seu próprio público-alvo, e ter sempre acesso a estudos sobre a área, com informações atualizadas e corretas.

Referências

ASSOCIAÇÃO BRASILEIRA DAS INDÚSTRIAS DE ALIMENTAÇÃO (ABIA). **Coletiva de imprensa**: ABIA divulga balanço do setor de alimentos e bebidas. São Paulo, fev. 2017.

ALVARENGA, Marle; KORITAR, Priscila. Atitude e comportamento alimentar: determinantes de escolhas e consumo. *In*: ALVARENGA, Marle et al. **Nutrição comportamental**. Barueri: Manole, 2015. p. 23-45.

BENETTI, Gisele Bizon *et al*. **Manual de técnicas dietéticas**. 2. ed. Rio de Janeiro: Editora Senac Rio de Janeiro; São Caetano do Sul: Yendis Editora, 2014.

BRASIL. Ministério da Saúde. Secretaria de Atenção à Saúde. Departamento de Atenção Básica. **Guia alimentar para a população brasileira**. 2. ed. Brasília, DF: Ministério da Saúde, 2014. Disponível em: https://bvsms.saude.gov.br/bvs/publicacoes/guia_alimentar_populacao_brasileira_2ed.pdf. Acesso em: 15 ago. 2021.

DERAM, Sophie. **O peso das dietas**. Rio de Janeiro: Sextante, 2018.

EVANGELISTA, José. **Tecnologia de alimentos**. 2. ed. São Paulo: Atheneu, 2008.

FELLOWS, P. J. **Tecnologia do processamento de alimentos**: princípios e prática. 2. ed. Porto Alegre: Artmed, 2006.

FREIRIA, Enilene de França Cordeiro. **Tecnologia de alimentos**. Londrina: Editora e Distribuidora Educacional S.A., 2017.

GAVA, Altanir Jaime. **Princípios de tecnologia de alimentos**. São Paulo: Nobel, 2002.

MARTINS, Beatriz Tenuta; BASÍLIO, Márcia Cristina; SILVA, Marco Aurélio. **Nutrição aplicada e alimentação saudável**. São Paulo: Editora Senac São Paulo, 2014.

ORDÓÑEZ PEREDA, Juan A. *et al*. **Tecnologia de alimentos**: componentes dos alimentos e processos. v. 1. Porto Alegre: Artmed, 2005.

STONE, Herbert; BLEIBAUM, Rebecca N. Avaliação sensorial. *In*: CAMPBELL-PLATT, Geoffrey. **Ciência e tecnologia de alimentos**. Barueri: Manole, 2015. p. 337-353.

TAKAHIDE, Yamaguchi. Mercado de alimentos. *In*: CAMPBELL-PLATT, Geoffrey. **Ciência e tecnologia de alimentos**. Barueri: Manole, 2015. p. 457-469.